Anestesia en la cirugía de carcinomatosis peritoneal: conceptos básicos para el anestesiólogo

Diego Fuentes García

©Anestesia en la cirugía
de carcinomatosis peritoneal:
conceptos básicos para el anestesiólogo
©Diego Fuentes García
ISBN papel 978-84-686-3666-5
Impreso en España / *Printed in Spain*
Editado por Bubok Publishing S.L., 2013

A mis padres

Índice

1

Introducción

La cirugía de la carcinomatosis peritoneal ha supuesto en los últimos años un nuevo abordaje terapéutico para diversas entidades neoplásicas que clásicamente carecían de tratamiento estandarizado. Entre estas patologías se encuentran las carcinomatosis peritoneales secundarias a neoplasias abdominales, pélvicas o extraabdominales; el pseudomixoma peritoneal, así como los tumores peritoneales primarios. En el 6th International Workshop on Peritoneal Surface Malignancy, celebrado en Lyon, Francia en 2008, se estableció como tratamiento estándar de esta patología, la combinación de cirugía citorreductora con quimioterapia hipertérmica intraperitoneal (*Hipertermic Intraperitoneal Chemotherapy, HIPEC* en inglés).

En los años 90, el doctor Sugarbaker, director del Instituto Oncológico de Washington, comprobó que aplicando calor –en forma de líquido caliente- se producía la muerte de las células tumorales. Posteriormente demostró que si a ese líquido se añadía un fármaco citostático, capaz de destruir las células tumorales, la eficacia aumentaba. La técnica de HIPEC requería de temperaturas que rondaban los 40 a 43 grados centígrados. La combinación de esta técnica intraoperatoria, aplicada inmediatamente posterior a la realización de cirugía citorreductora –dirigida a erradicar todo el tumor macroscópico- conseguía ampliar los efectos antitumorales al destruir también la enfermedad microscópica, mediante un incremento de la actividad citotóxica y alcanzando altas concentraciones peritoneales con una absorción sistémica limitada.

Hace ocho años, la supervivencia que se lograba en estos pacientes era de entre seis y ocho meses. Hoy día la esperanza de vida ha mejorado a pesar de que no hace mucho tiempo se consideraba un estadío avanzado e irresecable para diversas neoplasias.

Desde Enero de 2008 el Hospital Clínico Universitario Virgen de la Arrixaca, de Murcia, ha venido implantando esta técnica en cerca de 200 pacientes con resultados alentadores. Hoy día es uno de los 12 centros nacionales que en 2013 aplican esta subespecialidad terapéutica como centro de referencia. Para su desarrollo, es necesaria la participación de un equipo multidisciplinar que no sólo requiere de la intervención del cirujano general y del anestesiólogo como protagonistas principales, sino que además es precisa la participación del especialista en Oncología, Aparato digestivo, radiólogos, patólogos, perfusionistas y enfermería, como grupo organizado que garantiza una atención cercana y eficaz al paciente con carcinomatosis peritoneal desde su ingreso hasta el alta domiciliaria.

Actualmente, el manejo anestésico en esta subespecialidad quirúrgica adolece de una información insuficiente en la literatura anestesiológica para educar al profesional acerca de los objetivos primarios a establecer, saber anticipar las alteraciones metabólicas y fisiológicas así como la potencial toxicidad derivada de los agentes quimioterápicos. Debido a estas limitaciones, se planteó la necesidad de dar a conocer al lector la experiencia acumulada en el Servicio de Anestesiología de nuestro Hospital, como punto de referencia y guía de actuación para los nuevos profesionales que cada día se aproximan a esta reciente subespecialidad quirúrgica con cuestiones y dudas por resolver.

El objetivo de esta publicación es establecer unas pautas prácticas y aproximativas de enfoque anestésico, tanto en la consulta de preanestesia, el quirófano o la unidad de Reanimación. Para ello, se han establecido una serie de capítulos que orientarán mejor al lector a profundizar en el conocimiento de la técnica desarrollada. En primer lugar, se abordarán los aspectos epidemiológicos de la carcinomatosis peritoneal en nuestro Hospital, desde la incidencia, demografía, hasta los subtipos de tumores más frecuentes en nuestra población. En segundo lugar, se procederá a realizar una descripción aproximada de la técnica quirúrgica de citorreducción empleada en la primera fase del procedimiento, con diversas variaciones y protocolos empleados según el tumor original. A continuación se describe la técnica de quimioterapia caliente intraperitoneal (HIPEC) con las diversas variedades de agentes y fármacos citostáticos empleados, el material utilizado y las condiciones necesarias para su aplicación. En un capítulo posterior, el manejo anestésico desde la consulta preoperatoria, la inducción y mantenimiento, el despertar, hasta el traslado del paciente a la Unidad de Reanimación. A continuación, se describirán los aspectos hemodinámicos más importantes que acontecen durante la cirugía y la fase de HIPEC, como son los parámetros cardiovasculares, las repercusiones derivadas del llenado de la cavidad abdominal o las alteraciones sobre la fisiología y función renal. Otro capítulo acercará las principales alteraciones hemostáticas que se han descrito durante las fases de la técnica operatoria, con una aproximación a los métodos utilizados para la evaluación de la coagulación sanguínea, las pérdidas sanguíneas y las necesidades transfusionales. Para finalizar, se hará una descripción del manejo postoperatorio en estos pacientes con la finalidad de conocer las precauciones y consideraciones a tener en cuenta durante la estancia de los mismos en la Unidad de Reanimación.

CUESTIONES CAPÍTULO 1

1. La cirugía de carcinomatosis peritoneal ha supuesto un nuevo avance para diversas entidades neoplásicas. Señale la respuesta incorrecta:

    -   a) Carcinomatosis por neoplasias abdominales

    -   b) Carcinomatosis por neoplasias pélvicas

    -   c) Pseudomixoma peritoneal

    -   d) Carcinomatosis por neoplasias cerebrales

    -   e) Tumores peritoneales primarios

2. La fase de quimioterapia hipertérmica intraperitoneal requiere de temperaturas que alcanzan:

    -   a) 37 a 40° C

    -   b) 38 a 41° C

    -   c) 39 a 42° C

    -   d) 40 a 43° C

    -   e) 41 a 44° C

3. Es necesario un equipo multidisciplinar compuesto generalmente por (señale la incorrecta):

    -   a) Cirujano general

    -   b) Perfusionista

    -   c) Anestesiólogo

- d) Oncólogo
- e) Pediatra

4. El manejo anestésico en esta subespecialidad quirúrgica:

   - a) Cuenta con abundante información bibliográfica
   - b) No presenta dudas ni controversias
   - c) Es similar al manejo anestésico en la cirugía traumatológica
   - d) Adolece de información insuficiente en la literatura anestesiológica
   - e) Es muy conocido por los profesionales

Respuestas: 1: d, 2: d, 3: e, 4:d.

2

Epidemiología

La carcinomatosis peritoneal es un tumor que se extiende a través de las superficies peritoneales secundariamente a neoplasias ginecológicas (frecuentemente tumores ováricos) y neoplasias no ginecológicas (frecuentemente cáncer gástrico y colorrectal). Aunque la aplicación de la quimioterapia hipertérmica intraperitoneal HIPEC es todavía infrecuente, estas enfermedades no lo son en absoluto. Así, cada año se diagnostican en Estados Unidos 20000 nuevos carcinomas ováricos cada año, con un 60% de los cuales presentando al diagnóstico un estadío avanzado III o IV (la mayoría de los mismos con carcinomatosis). De la misma forma, cada año se informa del diagnóstico de 140000 nuevos cánceres colorrectales en Estados Unidos, de los cuales alcanzan un porcentaje del 10% aquellos tumores que se presentan con carcinomatosis. Los tumores no ginecológicos que metastatizan con más frecuencia en el peritoneo suelen ser gastrointestinales en su origen, siendo el cáncer gástrico y el cáncer colorrectal las causas más frecuentes de carcinomatosis peritoneal secundaria. Las tasas medias de supervivencia en pacientes con carcinomatosis peritoneal no tratadas son menores de 7 meses, para los tumores no ginecológicos, y menores de 15 meses para los tumores ginecológicos. Recientes estudios han demostrado que los pacientes con carcinomatosis peritoneal secundaria a cáncer colorrectal tratados con cirugía citorreductora y quimioterapia hipertérmica intraperitoneal HIPEC tuvieron un significativo incremento en la supervivencia media de 22 meses, comparando con el subgrupo de pacientes que únicamente recibieron tratamiento con quimioterapia sistémica y que ascendió a 12 meses. En el caso de los pacientes con carcinomatosis peritoneal secundaria a neoplasias de ovario, el manejo actual combina la cirugía citorreductora con quimioterapia sistémica en función del estadío de la enfermedad en el momento del diagnóstico. Así, otro estudio demostró que aquellos pacientes que presentaban carcinomatosis peritoneal secundaria a cáncer de ovario y que habían recibido tratamiento con cirugía citorreductora y quimioterapia hipertérmica intraperitoneal, seguida a continuación de tratamiento sistémico, se producía un incremento significativo en la supervivencia media de hasta 19,5 meses, con una supervivencia a 3 años del 50%, comparando con aquellos pacientes que únicamente recibieron tratamiento con cirugía citorreductora y quimioterapia sistémica en los cuales la supervivencia media fue estimada en 11,2 meses con una supervivencia a 3 años que ascendió al 18%.

El pseudomixoma peritoneal constituye una rara entidad nosológica que frecuentemente emerge de tumores apendiculares mucinosos, y es caracterizado por ascitis mucinosa e implantes peritoneales. Esta enfermedad a menudo se presenta con distensión abdominal progresiva, causada por la acumulación de ascitis mucinosa. La tasa de supervivencia a 5 años ha mejorado ostensiblemente con la aplicación de la cirugía citorreductora asociada a HIPEC, alcanzando un 86%, en comparación con la obtenida mediante el tratamiento únicamente con quimioterapia sistémica (44%). En otra revisión sistemática reciente de pacientes con pseudomixoma peritoneal que recibieron tratamiento con cirugía citorreductora e HIPEC, se demostró una supervivencia media que oscilaba desde 51 hasta 156 meses, con una tasa de supervivencia a 5 años que abarcaba desde un 52% hasta un 96% en función de la severidad y extensión de la enfermedad en el momento de iniciar el tratamiento.

Los tumores peritoneales primarios son por lo general mesoteliomas malignos peritoneales difusos, un subgrupo bastante infrecuente y todavía fatal de neoplasias que contabilizan desde un 10 hasta un 30% del total de mesoteliomas diagnosticados en los Estados Unidos, con hasta 400 nuevos casos en el mismo país cada año. La tasa media de supervivencia oscila desde los 9 hasta los 15 meses en pacientes con estos mesoteliomas que reciben tratamiento con cirugía paliativa con o sin quimioterapia sistémica. En una revisión sistemática que incluyó a más de 400 pacientes, aquellos pacientes con tumores peritoneales primarios secundarios a mesotelioma maligno peritoneal difuso y que recibieron tratamiento con cirugía citorreductora y quimioterapia hipertérmica intraperitoneal HIPEC mostraron una tasa de supervivencia global que alcanzó los 53 meses, con una tasa de supervivencia a 5 años de un 47%. Actualmente, la combinación de cirugía citorreductora e HIPEC es reconocida como el tratamiento estándar para el manejo de la carcinomatosis peritoneal secundaria al cáncer colorrectal y neoplasias apendiculares.

En nuestro centro, una revisión realizada sobre una muestra de 41 pacientes analizada desde Diciembre de 2009 estableció que un 73,1% de los pacientes presentaron neoplasia de origen ovárico como diagnóstico primario; un 19,6% de los mismos presentó neoplasia colorrectal como primer diagnóstico y un 7,3% presentó pseudomixoma peritoneal como tumor original. Otras neoplasias menos frecuentes en nuestro centro son el carcinoma apendicular, la sarcomatosis peritoneal (fibrohistiocitoma) o el cáncer gástrico.

En esta serie, debido a la alta incidencia del tumor ginecológico respecto al resto, es de destacar asimismo la elevada proporción de mujeres, un 92,5%, con respecto a hombres, un 7,5% del total. La media de edad en estos pacientes se situó en 55,4 años (rango, 34-76), lo que constituye un grupo de edad relativamente joven dentro del estándar de paciente quirúrgico oncológico. El peso medio de estos pacientes se situó en 69 kg (rango, 48-97).

Los tumores malignos de la cavidad abdominal, tienden a extenderse desde su lugar de origen por diversas vías como son la vía hematógena, la vía linfática así como por descamación celular directa en el interior del peritoneo, produciéndose entonces la aparición de implantes peritoneales y por ende la carcinomatosis peritoneal propiamente dicha. Existen diversas características biológicas atribuibles a cada uno de los tumores primarios, que van a determinar el éxito de cada una de las estrategias de diseminación; entre ellas se encuentran la invasividad, la inmunogenicidad, la exposición de moléculas de adherencia, el índice de mitosis, el grado de diferenciación, el tiempo de duplicación celular o la eficiencia en la actividad metastásica. La carcinomatosis peritoneal, inicialmente es asintomática, presentando el paciente al inicio leves molestias abdominales; más tarde el perímetro abdominal suele crecer debido a la aparición de ascitis intraabdominal junto con dificultad y alteraciones en el tránsito intestinal. Es común el desarrollo y aparición de masas abdominales, dolor abdominal, llevando con la evolución a la aparición de cuadros de obstrucción y suboclusión intestinal, desnutrición, caquexia y síndrome constitucional.

El índice de carcinomatosis peritoneal (*peritoneal cancer index, PCI* en inglés) determinado en el momento de la exploración de la enfermedad intraabdominal, estima el éxito de la cirugía citorreductora y las tasas de supervivencia a los 5 años. Este índice, de forma parecida a otros sistemas de evaluación de la carcinomatosis, trata de categorizar la extensión de la afectación tumoral. La resección de todo el tumor macroscópico no es siempre posible, siendo uno de sus principales objetivos la exéresis de la mayor parte del tumor hasta que los nódulos neoplásicos resultantes no excedan los 2 a 5 mm de tamaño, con objeto de asegurar que los agentes citostáticos penetrarán en la enfermedad remanente.

Debido a la agresividad que supone la combinación de cirugía citorreductora y quimioterapia hipertérmica intraperitoneal HIPEC, no es sorprendente pensar que estos tratamientos están asociados con una significativa morbilidad y mortalidad. Los factores de riesgo que han sido identificados con una mayor morbilidad incluyen un índice de carcinomatosis peritoneal PCI >21, clasificación American Society of Anesthesiologists ASA >III, duración de la intervención superior a 10 horas, procedimientos de peritonectomía que abarcan el cuadrante superior izquierdo abdominal, colostomía, ileostomía así como transfusión de más de 6 unidades de concentrado de hematíes.

Gracias al refinamiento de la técnica quirúrgica y perfusional, la morbilidad y mortalidad asociadas a la cirugía citorreductora con HIPEC ha disminuido. En un estudio de 350 pacientes con pseudomixoma peritoneal tratados con cirugía citorreductora y quimioterapia hipertérmica intraperitoneal HIPEC con mitomicina C en centro único de referencia para carcinomatosis peritoneal, se demostró una reducción de la tasa de morbilidad y mortalidad intrahospitalaria a los 30 días desde un 35% y 5%, respectivamente, hasta un 19% y 2%. En nuestro medio, la tasa de mortalidad intrahospitalaria a los 30 días fue del 0% en una muestra de 41 pacientes. Debe considerarse que estas cifras dependen del centro y no sólo dependen del volumen de pacientes quirúrgicos sino también de la experiencia del equipo médico y de enfermería en la atención de estos pacientes. Así, se puede concluir que la morbilidad oscila entre un 27% y un 65%, y la mortalidad abarca entre un 0% y un 9% según las series.

La calidad de vida de los pacientes sometidos a cirugía citorreductora y quimioterapia hipertérmica intraperitoneal

HIPEC es también un importante factor a la hora de considerar la inclusión de los mismos a los protocolos de intervención. Estudios que analizan la calidad de vida en supervivientes a largo plazo han estimado que el estado funcional y la evaluación del dolor vuelven de nuevo a su situación basal entre 4 y 6 meses después de la cirugía, con un retorno de la calidad de vida a su situación basal que oscila entre 12 y 24 meses después de la cirugía.

En conclusión, las cada vez mayores tasas de supervivencia obtenidas en los últimos años con la aplicación de la cirugía de la carcinomatosis peritoneal, unido a la notable incidencia de los principales tumores primarios, hacen necesario profundizar en la investigación de las principales implicaciones de una enfermedad que precisa de nuevos y avanzados protocolos de diagnóstico precoz y estrategias terapéuticas multidisciplinares con objeto de reducir aún más las cifras de morbilidad y mortalidad hospitalarias y mejorar la calidad de vida de los pacientes.

CUESTIONES CAPÍTULO 2

1. Señale la respuesta incorrecta:

    - a) La carcinomatosis peritoneal se extiende por el peritoneo secundario sólo a tumores ginecológicos

    - b) Cada año se diagnostican 140000 cánceres colorrectales en Estados Unidos.

    - c) Un 60% de neoplasias ováricas se presentan en estadío avanzado.

    - d) La aplicación de HIPEC es todavía infrecuente.

    - e)Las neoplasias ginecológicas suelen ser ováricas.

2. En los pacientes con carcinomatosis secundaria a cáncer colorectal, la cirugía citorreductora + HIPEC:

    - a) La supervivencia media llega a 12 meses.

    - b) Con quimioterapia sistémica llega a 22 meses.

    - c) La supervivencia media es de 22 meses.

    - d) Con quimioterapia sistémica llega a 32 meses.

    - e) La supervivencia media llega a 32 meses.

3. Los tumores peritoneales primarios son por lo general:

    - a) Mesoteliomas malignos peritoneales difusos

- b) Mesoteliomas pleurales
- c) Carcinomas apendiculares
- d) Adenocarcinomas de endometrio
- e) Fibrosarcomas

4. La tasa de supervivencia a 5 años del mesotelioma maligno peritoneal difuso sometido a cirugía citorreductora + HIPEC alcanza un:
   - a) 44%
   - b) 45%
   - c) 46%
   - d) 47%
   - e) 48%

5. La carcinomatosis peritoneal inicialmente:
   - a) Es muy dolorosa
   - b) Presenta dolor referido
   - c) Presenta dolor neuropático
   - d) Es asintomática
   - e) Presenta caquexia y desnutrición marcada

6. Entre los factores de riesgo identificados con una mayor morbilidad no se encuentra:
   - a) ASA > III

- b) Duración >10 horas
- c) PCI > 11
- d) Transfusión > 6 U.
- e) Ileostomía

7. En términos generales se puede concluir que la morbilidad oscila entre:
   - a) 0% y 9%
   - b) 5% y 35%
   - c) 27% y 65%
   - d) 2% y 19%
   - e) 12% y 24%

Respuestas: 1:a, 2:c, 3:a, 4:d, 5:d, 6:c, 7:c

3

Abordaje y técnica quirúrgica

La cirugía citorreductora supone un grupo de procedimientos de peritonectomía parietal y visceral, realizado en varias series o durante una intervención única, con objeto de realizar la resección de tumores macroscópicos intraabdominales. La técnica puede abarcar desde una omentectomía aislada hasta completar la resección de múltiples órganos abdominales, incluyendo el tracto gastrointestinal, páncreas, bazo, vesícula biliar, útero, ovarios, diafragma y diversas porciones del hígado. El objetivo final, como hemos comentado anteriormente, es conseguir una resección de la mayoría del tumor hasta que los nódulos remanentes no excedan el tamaño de 2 a 5 mm, y así asegurarse que los agentes quimioterápicos podrán penetrar adecuadamente en la enfermedad residual.

El adecuado y exitoso manejo de los pacientes con carcinomatosis peritoneal que recibirán tratamiento con cirugía citorreductora y quimioterapia hipertérmica intraperitoneal HIPEC, requiere de una completa evaluación de la extensión de la enfermedad sistémica mediante tomografía por emisión de positrones y tomografía computarizada (TAC) a nivel de tórax, abdomen y pelvis. El TAC ha permitido establecer dos criterios útiles de exclusión en estas patologías peritoneales: la presencia de obstrucción segmentaria múltiple del intestino delgado y/o la presencia de masas tumorales mayores de 5 cm que afecten directamente a la superficie del intestino delgado o al mesenterio adyacente. Ni siquiera la laparoscopia diagnóstica nos brinda información suficientemente segura del estado de la enfermedad, dado que las zonas anatómicas críticas resultan difícilmente valoradas por este medio. En concreto, las áreas referidas son la afectación yuxta, retro y suprahepática, afectación del hilio hepático, afectación del suelo del espacio gastroepiploico, espacio precavo y prepancreático, o el trígono vesical, áreas todas ellas cuya masiva afectación puede llevar al fracaso de la cirugía citorreductora con intención curativa.

En los pacientes con carcinomatosis peritoneal de origen colorrectal, aquellos pacientes con menos de 3 metástasis pequeñas hepáticas, ausencia de obstrucción biliar, así como una adecuada respuesta a la quimioterapia sistémica son los candidatos más óptimos para recibir la combinación de cirugía citorreductora con HIPEC.

El tipo de cirugía exigido en el cáncer avanzado de ovario consiste en la asociación de cirugía radical sobre el tumor primario y sus territorios de diseminación ganglionar (cirugía radical del cáncer de ovario), así como además la extirpación de los focos e implantes abdomino-peritoneales (citorreducción quirúrgica). La definición de citorreducción quirúrgica "óptima", establecida inicialmente por Griffiths, es aquella cirugía que consigue un tumor residual inferior a 1,5 cm. Este concepto ha ido evolucionando con el paso de los años, y actualmente se considera la citorreducción completa (ausencia de tumor residual macroscópico) el tipo de cirugía que aporta los mejores resultados de supervivencia en estos tumores. Sin embargo, como estándar de citorreducción, el resto tumoral postquirúrgico que acepta la GOG como citorreducción quirúrgica "óptima" es aquel igual o inferior a 1 cm.

Los criterios de selección para la cirugía citorreductora con HIPEC incluyen una evaluación y optimización médica con objeto de excluir patologías cardiovasculares activas según se definen en las guías de la American Heart Association sobre evaluación cardiovascular perioperatoria y manejo de cirugía no cardíaca. Otros criterios son la ausencia de enfermedad extraabdominal, metástasis hepáticas extensas, enfermedad retroperitoneal significativa, edad menor de 70 años, y enfermedad peritoneal tributaria de resección completa o casi completa.

En un reciente estudio de revisión multicéntrico de 29 centros, se observó que la mayoría de los mismos no presentaban criterios de exclusión específicos, aunque se manejaba a los pacientes sobre una base individual. En un 24% de esos centros se reflejaron criterios de exclusión, incluyendo la edad > 70 años en tres de esos centros, y en uno de ellos considerando la edad de 80 años como límite superior de edad por encima del cual no se consideraban los pacientes como tributarios de cirugía. Otros criterios de exclusión que se informaron fueron el grado de ASA IV o mayor, presencia de enfermedad cardíaca o pulmonar significativa, así como pacientes con deterioro renal preoperatorio.

Tras la inducción anestésica del paciente y el establecimiento de los sistemas de monitorización, seguridad y mantenimiento intraoperatorios, se procede a la realización de cistoscopia con canalización ureteral bilateral del paciente, con objeto de establecer una posterior exploración y citorreducción seguras de la cavidad abdominal y pélvica, en aquellos pacientes en los cuales la extensión de la enfermedad requiere de una valoración a ese nivel. La técnica es sencilla y en aquellos casos que el especialista en urología no se encuentre disponible, puede ser llevado a cabo por el equipo quirúrgico titular.

Asimismo, un catéter uretral de tres vías es adicionalmente insertado en la vejiga urinaria del paciente, con el objetivo de realizar un llenado repetido de la vejiga urinaria, así como lavados y vaciados intermitentes vesicales, con soluciones consistentes mayoritariamente en suero fisiológico al 0,9%, según los requerimientos del equipo quirúrgico, para facilitar la exploración de la cavidad pélvica. Este procedimiento puede interferir con la aplicación de métodos de monitorización y medición de diuresis horaria intraoperatoria, puesto que las cantidades finales recogidas estarán en función del volumen de llenado y lavado requerido por el equipo quirúrgico durante la fase de cirugía citorreductora.

El protocolo de cirugía citorreductora aplicado en estos pacientes, una vez realizada la incisión de laparotomía media

Tabla 1. Procedimientos quirúrgicos	n(%)
Omentectomía mayor	24(%)
Pelviperitonectomía	22(%)
Resección intestinal	17(%)
Rectosigmoidectomía	6(%)
Colon derecho	1(%)
Intestino delgado	9(%)
Colectomía subtotal	1(%)
Linfadenectomía	4(%)
Pélvica	4(%)
Paraaórtica	0(%)
Peritonectomía diafragmática	10(%)
Derecha	6(%)
Bilateral	3(%)
Izquierda	1(%)
Resección parcial Glisson	6(%)
Colecistectomía	5(%)
Esplenectomía	4(%)
Resección ureteral	2(%)
Omentectomía menor	1(%)

supra e infraumbilical y la exposición de la cavidad intraabdominal, está dirigido a completar, por un lado, la peritonectomía tanto parietal como visceral, y por otro las resecciones orgánicas según los estudios de extensión pre e intraoperatorios. En la tabla 1 se resumen los principales procedimientos quirúrgicos efectuados en nuestro medio en una población de 41 pacientes. Así, se incluyen intervenciones como la omentectomía con o sin esplenectomía, peritonectomía subfrénica, pélvica y parietal anterior total, con o sin colecistectomía. La cirugía de resección visceral puede incluir la rectosigmoidectomía, colectomía derecha, colectomía total, histerectomía con o sin anexectomía (doble o única), así como la gastrectomía total o parcial y las derivaciones anatómicas pertinentes. La revisión de la cavidad abdominal puede incluir resecciones de estructuras como el ligamento redondo hepático, la cápsula de Glisson, estructuras ligamentosas como las de los anejos ováricos o los pilares diafragmáticos, resección de uréteres, linfadenectomía de cadenas ganglionares en regiones como la zona pélvica o la cadena para-aórtica, revisión de afectación de otros órganos como el páncreas y componentes vasculares intraabdominales con afectación resecable (ver tabla 1). La técnica de cirugía citorreductora incluye lavados repetidos de la cavidad peritoneal, que pueden interferir en los métodos de medición o estimación objetiva de drenaje y aspirado hemático a lo largo de todo el procedimiento.

Tras la finalización de la fase de quimioterapia intraperitoneal hipertérmica o HIPEC, y que describiremos más adelante en otro capítulo posterior, el protocolo se dirige al aspirado y drenado completo de la solución citostática caliente intraabdominal. Se ha descrito que la quimioterapia hipertérmica intraperitoneal o HIPEC presenta mejores resultados en el tratamiento de estos tumores, si su administración se realiza inmediatamente posterior a la fase de cirugía citorreductora, y además, si se desarrolla antes de cualquier procedimiento de reconstrucción o anastomosis del tracto gastrointestinal, con el objetivo de prevenir que células malignas puedan quedar enclaustradas en el interior del tejido cicatricial, de los bordes quirúrgicos adheridos o lugares de anastomosis. Por tal motivo, es ahora cuando conviene completar las anastomosis colónicas, rectosigmoideas o gastrointestinales necesarias, así como las soluciones provisionales o definitivas de colostomía e ileostomía.

Es también al final del procedimiento, cuando se procede a la aplicación, si los protocolos quirúrgicos así lo indican, de dispositivos de drenaje aspirativos o no, cerrados o abiertos, anclados en la pared abdominal mediante suturas, e insertados en el interior de la cavidad intraabdominal, con métodos de medición estandarizados. A su finalización, se procede al cierre por planos de la laparotomía media supra e infraumbilical, mediante dispositivos de sujeción mecánicos y suturas.

En el estudio multicéntrico anteriormente referido, se estimó que la duración media del procedimiento quirúrgico fue de 8,8 horas (rango, 4 – 12 horas). En la mayoría de los centros, además, un único anestesiólogo era el encargado de atender el procedimiento durante el total de su duración. En el 72%, incluso, el miembro principal del equipo anestesiológico estaba presente desde el comienzo de la cirugía hasta el traslado del paciente a la Unidad de Reanimación. En nuestro medio, la media de duración de la cirugía de carcinomatosis peritoneal se estima en 336±86 minutos (rango, 180-550 minutos).

CUESTIONES CAPÍTULO 3

1. La técnica de cirugía citorreductora no incluye:

   - a) Omentectomía
   - b) Pelviperitonectomía
   - c) Linfadenectomía axilar
   - d) Linfadenectomía paraaórtica
   - e) Peritonectomía diafragmática

2. Entre los pacientes con carcinomatosis de origen colorrectal que son candidatos óptimos para recibir la cirugía citorreductora con HIPEC no se encuentran:

   - a) Pacientes con menos de 3 metástasis hepáticas pequeñas
   - b) Ausencia de obstrucción biliar
   - c) Buena respuesta a quimioterapia sistémica
   - d) Alergia a la dexametasona
   - e) Las tres primeras respuestas son verdaderas

3. En el cáncer de ovario, se acepta actualmente como "citorreducción quirúrgica óptima" los restos tumorales iguales o inferiores a:

   - a) 2,5 cm

- b) 2 cm

- c) 1,5 cm

- d) 1 cm

- e) 0,5 cm

4. Entre los criterios de exclusión de cirugía citorreductora no se encuentran:

- a) Edad > 70 años

- b) ASA IV

- c) Deterioro cardíaco o pulmonar significativo

- d) Enfermedad renal preoperatoria

- e) Edad > 60 años

5. El protocolo de cirugía citorreductora no suele incluir:

- a) Canalización ureteral

- b) Canalización de la vena safena externa

- c) Laparotomía media supra e infraumbilical

- d) Drenajes aspirativos

- e) Lavados repetidos de la cavidad abdominal

6. La quimioterapia hipertérmica intraperitoneal HIPEC presenta mejores resultados si se aplica:

- a) Antes de la cirugía citorreductora

- b) Después de las anastomosis gastrointestinales
- c) Después del alta de la Unidad de Reanimación
- d) Antes de las anastomosis gastrointestinales
- e) Antes de la canalización ureteral

Respuestas: 1:c, 2:d, 3:d, 4:e, 5:b, 6:d

4

Quimioterapia intraperitoneal

La infusión directa de agentes quimioterápicos sobre patologías malignas fue descrita por primera vez en 1955 cuando se aplicó mostaza nitrogenada en afecciones pericárdicas y peritoneales. En 1977, se describieron sus efectos mediante la aplicación de perfusiones peritoneales hipertérmicas con suero salino fisiológico calentado a 41° centígrados.

El objetivo de la perfusión caliente intraperitoneal de fármacos citostáticos consiste en maximizar la exposición del tejido afectado a altas concentraciones del agente antitumoral, logrando unas concentraciones que oscilan entre veinte y mil veces mayores que las plasmáticas, mientras se logra minimizar la exposición de los tejidos no afectados. Los fármacos utilizados durante la fase de quimioterapia hipertérmica intraperitoneal o HIPEC son agentes de elevado peso molecular y características hidrofílicas, que resultan incapaces de atravesar la barrera entre el fluido peritoneal y el plasma sanguíneo, demostrando un aclaramiento peritoneal enlentecido.

Mediante mecanismos de inhibición de la reparación del ADN, desnaturalización de proteínas y la activación de proteínas mediante el calor, los procesos de hipertermia no sólo consiguen un efecto de citotoxicidad directa, sino que además logran estimular un ataque del sistema inmunológico sobre las células tumorales.

Técnicas de HIPEC

Existen dos técnicas principales de realizar el procedimiento de quimioterapia hipertérmica intraperitoneal o HIPEC. En la técnica de abdomen cerrado, una cánula de entrada colocada a nivel suprahepático y otra cánula de salida colocada a nivel pélvico se conectan a un circuito de perfusión mediante recirculación con un sistema de bomba de rodillos que actúa a modo de intercambiador de calor. La perfusión de los agentes citotóxicos, que suele extenderse por un período que oscila entre 60 y 120 minutos, es seguida por el lavado de la cavidad abdominal, aplicación de dispositivos de drenaje y cierre de la pared abdominal.

En la técnica de abdomen abierto, el abdomen permanece abierto durante la perfusión de los agentes citostáticos. En ausencia de instrumental expansor de la cavidad peritoneal, la técnica de abdomen abierto puede evitar los riesgos de aumento de presión intraabdominal y las complicaciones asociadas como la disminución en la perfusión renal que serán descritas en el capítulo de repercusiones hemodinámicas. Otra ventaja de la técnica abierta, es que la perfusión no se reutiliza de nuevo, y por tanto existe una menor expansión de células tumorales a través de la cavidad intraabdominal. Sin embargo, existe en la técnica abierta un riesgo incrementado de exposición de agentes quimioterápicos hacia el personal de quirófano.

Tras la finalización de la fase de cirugía citorreductora, en la cual se procede a la resección de la parte macroscópica del tumor según los protocolos expuestos en el capítulo anterior, los bordes cutáneos de la laparotomía son elevados mediante instrumental expansor de la cavidad peritoneal, con el objetivo de crear una cavidad artificial para la administración posterior de la quimioterapia caliente en perfusión. Tras la colocación de las cánulas de entrada a nivel suprahepático y de salida a nivel pélvico, el campo quirúrgico suele cubrirse utilizando varias capas de un film adhesivo translúcido y estéril (Steri-Drape™, U-Drape, 3M, St Paul, MN, USA) creando con ello un entorno aislado del exterior. Después, el catéter peritoneal (Tenckhoff) junto a las cánulas de succión, así como la sonda de medición de temperatura, son ubicadas a través de la pared abdominal. Finalmente, y tras la conexión de las cánulas al circuito de perfusión, tanto el abdomen como la pelvis son irrigados por completo con una solución de suero salino fisiológico, hasta un total de 2 litros por metro cuadrado de superficie corporal. Una vez comprobado el llenado de la cavidad con un volumen adecuado a las características antropométricas del paciente, el agente citostático seleccionado es diluido en el volumen de suero salino a través del circuito de perfusión. La solución resultante avanza al interior de la cavidad abdominal a través del catéter de Tenckhoff, es drenada del abdomen mediante la cánula de succión ubicada a nivel pélvico, y forzada a recircular mediante un sistema de bomba de doble rodillo del tipo Stockert S-III (Stockert Instrumente GmbH, Snia, Italy), y calentada para mantener una temperatura intraperitoneal de hasta 43°C. Durante la fase de HIPEC, el perfusionista encargado se ocupa de vigilar la temperatura intraperitoneal y el adecuado funcionamiento de los sistemas de infusión caliente. A su vez, y debido a la exposición indirecta al agente citostático, empleará medidas de protección como mascarilla facial y guantes de látex para evitar el contacto de la piel y las vías respiratorias con los agentes antitumorales. Únicamente se ha demostrado que la técnica de abdomen cerrado consigue una disminución drástica de la exposición y la inhalación de los fármacos citostáticos.

Una vez finalizado el período estimado por el equipo quirúrgico para la administración de la quimioterapia hipertérmica intraperitoneal HIPEC, se procede al aspirado progresivo del volumen de la solución remanente en la cavidad abdominal, junto a la retirada del adhesivo aplicado, las cánulas de entrada y succión y la sonda de temperatura, así como la retirada del circuito de perfusión por el perfusionista.

Protocolos de quimioterapia

Los protocolos de quimioterapia varían, entre otros factores, según el tumor originario y la quimiosensibilidad del mismo, así como la respuesta previa a la aplicación de quimioterapia sistémica. La solución del agente citostático es preparada por el Servicio de Farmacia por lo general el mismo día de la intervención, precisando para ello datos antropométricos del paciente como el peso, la talla y la superficie corporal.

Los agentes citostáticos más empleados en nuestro medio en pacientes con carcinomatosis peritoneal de origen ovárico son los análogos del platino, como el cisplatino, a una concentración de 75 mg por metro cuadrado, o los taxanos, como el paclitaxel, a una concentración de 60 mg por metro cuadrado, con una duración de la fase HIPEC estimada entre 60 y 90 minutos.

En cuanto a los fármacos quimioterápicos empleados en los pacientes con carcinomatosis peritoneal de origen colorrectal, la mitomicina C es el agente más frecuente, con una concentración de 20 mg por metro cuadrado, y con una duración de la fase HIPEC estimada entre 60 y 90 minutos.

Otros agentes menos frecuentemente empleados son las antraciclinas, como la doxorrubicina, a concentraciones de 15 mg por metro cuadrado en sarcoma ovárico, así como el 5-fluoruracilo.

Soluciones de perfusión

El anestesiólogo debe familiarizarse con los perfiles de toxicidad de los distintos agentes citostáticos empleados (ver tabla 1), así como comprender cómo influye el tipo y volumen de la solución de perfusión del citostático sobre la farmacocinética y, en última instancia, la absorción sistémica de estos agentes citotóxicos. La solución de perfusión utilizada durante la fase HIPEC depende del fármaco

Tabla 1. Toxicidad asociada a los fármacos citostáticos más usados	Tipo de toxicidad
Análogos del platino: cisplatino, oxaliplatino	Nefrotoxicidad
	Náuseas y vómitos
	Neurotoxicidad
	Mielosupresión
	Hipersensibilidad aguda
Mitomicina C	Mielosupresión
	Neumonitis intersticial
	Náuseas, vómitos, diarrea
	Cardiomiopatía
	Síndrome hemolítico urémico
Antraciclinas: doxorrubicina	Mielosupresión
	Mucositis gastrointestinal
	Cardiomiopatía
5-fluoropirimidinas	Mielosupresión
	Mucositis gastrointestinal
	Cardiomiopatía

citostático utilizado para la quimioperfusión. Actualmente, las soluciones de elección son suero salino isotónico o soluciones peritoneales basadas en dextrosa. De los fármacos actualmente utilizados, sólo el oxaliplatino se utiliza en soluciones acuosas basadas en dextrosa al 5%, debido a que la presencia de iones cloruro puede degradar el oxaliplatino hasta metabolitos menos citotóxicos. Aunque la mayoría de centros utilizan soluciones isotónicas de diálisis peritoneal con dextrosa al 1,5%, algunos protocolos institucionales sugieren la utilización de cristaloides como el lactato de Ringer. Las soluciones isotónicas de este tipo que presentan un bajo peso molecular se absorben con rapidez desde la cavidad peritoneal, logrando una distribución desigual y una concentración alterada de agentes citotóxicos en la cavidad abdominal debido a la absorción de la solución transportadora. Aun así, dada la corta duración de la fase de quimioterapia hipertérmica intraperitoneal HIPEC y la posibilidad de ajustar la velocidad de flujo de forma intraoperatoria, el papel de las soluciones de perfusión resulta menos importante.

Soluciones de perfusión alternativas están siendo investigadas en la actualidad. Estudios en animales que utilizan soluciones de polímeros de glucosa isomolar de alto peso molecular, como el heta-almidón, han demostrado una exposición prolongada de las células tumorales intraperitoneales a los fármacos citostáticos. La absorción sistémica de las soluciones de dextrosa al 5% puede producir cuadros de hiperglucemia, hiponatremia y acidosis metabólica, con aumento de las cifras de lactato plasmático de 2 a 4 mmol/L. En contraste con los estudios en animales, han fracasado los estudios en humanos que emplearon soluciones hipotónicas para conseguir una penetración aumentada en las células tumorales. Además, se ha descrito una incidencia aumentada de hemorragia intraperitoneal y trombocitopenia, comparado con los pacientes tratados con soluciones hipertónicas.

Toxicidad de los fármacos citostáticos

En la tabla 1 se han reflejado los principales tipos de toxicidad asociados a los principales agentes quimioterápicos utilizados durante la fase de quimioterapia hipertérmica intraperitoneal o HIPEC. Es común a todos ellos, la posibilidad de provocar afectación y depresión de la médula ósea.

Se han descrito cuadros de nefrotoxicidad asociadas al oxaliplatino, en estudios con pacientes que recibieron soluciones de perfusión basadas en dextrosa al 5%, experimentando hiperglucemia, hiponatremia dilucional y acidosis metabólica. Estos cambios metabólicos acontecen cuando la glucosa y el agua libre se absorben al plasma. Se produce una excreción de sodio hacia el líquido peritoneal en los pacientes tratados con este citostático. Por lo general no suelen afectar a la morbilidad y mortalidad de estos pacientes, aunque se han descrito casos de edema cerebral secundario a severa hiponatremia. La hiponatremia hipervolémica puede tratarse con diuréticos como la furosemida intravenosa, mientras que la hiponatremia hipovolémica debida a la extracción peritoneal de sodio y agua puede corregirse lentamente con reposición de suero salino intravenoso. Se produce una hiperlactacidemia por producción de lactato tipo B, debido a una glucolisis inducida por hiperglucemia, a diferencia del lactato tipo A producido por hipoperfusión tisular.

Hay estudios que informan de arritmias intraoperatorias debido a la depleción renal de magnesio intracelular provocada por cisplatino. A su vez, la frecuencia de los cuadros de hipersensibilidad aguda pueden oscilar entre un 10% hasta un 15%. La nefrotoxicidad por cisplatino se manifiesta frecuentemente con elevación de creatinina sérica ante concentraciones del citostático superiores a 240 mg. De forma global, la nefrotoxicidad puede presentar una incidencia de hasta un 10%, siendo la mayor parte asociada al uso de cisplatino. Muchos centros utilizan diuréticos o perfusiones de dopamina de forma rutinaria durante la fase HIPEC para su prevención, aunque no existe aún suficiente evidencia para apoyarlo ni para establecer una dosis óptima de cisplatino. No son raros los casos descritos de neurotoxicidad consistentes en neuropatía periférica, epilepsia, ceguera cortical u ototoxicidad.

De forma sistémica, la mitomicina C se ha asociado a daño en células endoteliales mesenquimales, contribuyendo a la nefrotoxicidad. Se ha descrito la presencia de leucopenia postoperatoria y aumento de transaminasas, afectando también a la cicatrización de heridas y asociándose a dehiscencia de suturas, especialmente en pacientes con radioterapia preoperatoria. No hay estudios que hayan detectado la presencia de significativos riesgos de seguridad en el personal de quirófano expuesto a agentes citostáticos, dada la imposibilidad de detectar mitomicina C en el aire o muestras urinarias. Mediante filtros de evacuación de gases, las cifras de mitomicina C detectadas no superan las cifras máximas establecidas para periodos inferiores a 8 horas de exposición.

En un reciente estudio descriptivo en nuestro medio, se informó de una incidencia global de reacciones adversas durante la estancia hospitalaria que varía desde la anemia (39%), náuseas (12%) y vómitos (7%), trombopenia, linfedema, derrame pleural o diarrea - estreñimiento (4%), íleo paralítico o hematoma de pared abdominal (2%). Con respecto a las reacciones adversas descritas tras el alta hospitalaria, destacan la infección abdominal (18%), diarrea y cuadros suboclusivos, absceso pélvico o sangrado vaginal (12%).

Algunos centros prohíben la intervención en el manejo intraoperatorio de los pacientes sometidos a quimioterapia hipertérmica intraperitoneal HIPEC a mujeres embarazadas o con intención de tener hijos, mujeres con historia de abortos involuntarios, personal con antecedentes de terapia oncológica e inmunosupresora, y personal con enfermedades hematológicas.

CUESTIONES CAPÍTULO 4

1. La perfusión caliente intraperitoneal de fármacos citostáticos:

   - a) Maximiza la exposición tumoral al agente quimioterápico
   - b) Los fármacos tienen elevado peso molecular
   - c) Se alcanzan altas concentraciones del fármaco
   - d) La concentración es 20-1000 veces mayor que la plasmática
   - e) Todas son ciertas

2. Los mecanismos citotóxicos de los fármacos antitumorales durante la HIPEC no incluyen:

   - a) Inhibición de la reparación de ADN
   - b) Activación de proteínas mediante el calor
   - c) Desnaturalización de proteínas
   - d) Leucocitosis
   - e) Estimulación inmunológica antitumoral

3. En la técnica de abdomen cerrado:

   - a) Una cánula de entrada se sitúa generalmente a nivel umbilical

- b) Logra una menor expansión de células tumorales en la cavidad intraabdominal
- c) Suele extenderse entre 120 y 160 minutos
- d) Hay bajo riesgo de exposición ambiental
- e) Todas son falsas

4. Durante la fase HIPEC (señale la falsa):
   - a) No es necesaria la presencia de personal en quirófano
   - b) La solución de perfusión avanza mediante un circuito de rodillos
   - c) La temperatura puede alcanzar los 43° C
   - d) Se requiere protección con mascarilla y guantes
   - e) Todas son ciertas

5. En cuanto a los protocolos de quimioterapia intraperitoneal utilizados es falso que:
   - a) La mitomicina C tiene una concentración de 20 mg/m2.
   - b) El cisplatino tiene una concentración de 60 mg/m2
   - c) El paclitaxel tiene una concentración de 60 mg/m2
   - d) Todas son ciertas
   - e) Todas son falsas

6. Con respecto a la toxicidad de los agentes citostáticos es falso que:

    - a) La mitomicina C se asocia a neumonitis intersticial

    - b) La doxorrubicina se asocia a cardiomiopatía

    - c) La doxorrubicina se asocia a neurotoxicidad

    - d) Los análogos del platino se asocian a hipersensibilidad aguda

    - e) Todas son falsas

7. Las soluciones de perfusión:

    - a) El heta-almidón permite una exposición citostática prolongada del tumor

    - b) La mayoría de centros usa soluciones hipotónicas con dextrosa al 1,5%

    - c) La solución de dextrosa al 5% no se asocia a hiperglucemia

    - d) Agravan claramente la morbilidad y mortalidad

    - e) La hiponatremia hipovolémica se trata con diuréticos

8. La toxicidad de la mitomicina C (señale la falsa):

    - a) Se produce por daño en el endotelio mesenquimal

    - b) Produce leucopenia postoperatoria

- c) Altera la cicatrización de heridas
- d) Las cifras de mitomicina C detectadas en filtros suelen superar con creces el máximo estipulado
- e) Se asocia a dehiscencia de suturas

Respuestas: 1:e, 2:d, 3:e, 4:a, 5:b, 6:c, 7:a, 8:d

5

Manejo anestésico

El óptimo manejo anestésico de los pacientes que reciben cirugía citorreductora con quimioterapia hipertérmica intraperitoneal HIPEC requiere un exhaustivo control de una compleja interacción de mecanismos fisiológicos, incluyendo la hipertermia, hipertensión abdominal, anomalías electrolíticas, coagulopatía, aumento del índice y contractilidad cardíacas, elevación del consumo de oxígeno y disminución de resistencias vasculares sistémicas. Debido a la creciente popularidad de la técnica entre los cirujanos oncológicos, se requieren estudios que definan claramente aspectos farmacocinéticos, farmacodinámicos y objetivos de eficiencia necesarios para establecer un óptimo manejo perioperatorio.

Manejo anestésico preoperatorio

El anestesiólogo se enfrenta a varios retos ante el paciente programado para cirugía de la carcinomatosis peritoneal. El manejo anestésico y quirúrgico se afecta por la absorción sistémica del fluido peritoneal, con pérdida hemática, fracaso renal agudo, anomalías electrolíticas, ascitis, hipotermia, e hipertermia. Las alteraciones fisiológicas durante el período preoperatorio pueden precipitar un fracaso multiorgánico.

El riesgo cardíaco en los pacientes sometidos a cirugía citorreductora con HIPEC es comparable al riesgo de los pacientes sometidos a otros tipos de cirugía abdominal mayor. La evaluación cardiopulmonar debe orientarse a determinar la habilidad del paciente para compensar los deterioros fisiológicos previos, como la taquicardia, aumento del índice cardíaco o contractilidad, y aumento del consumo de oxígeno. Se obtienen de forma rutinaria parámetros bioquímicos como son electrolitos, glucosa, nitrógeno ureico, creatinina, albúmina, bilirrubina, así como hemograma completo y estudio de coagulación.

La evaluación renal preoperatoria mediante el cálculo de la tasa de filtración glomerular identificará a pacientes en riesgo de fracaso renal postoperatorio. Aunque el fracaso renal agudo puede ser reversible, el deterioro renal preoperatorio puede aumentar el riesgo de eventos cardiovasculares perioperatorios.

Aquellos pacientes con edad avanzada o con factores de riesgo deben someterse a pruebas de evaluación cardiopulmonar como las establecidas por la American Heart Association para pacientes sometidos a cirugía no cardíaca. La selección de los pacientes tendrá por objetivo identificar aquellos pacientes con múltiples comorbilidades que pueden contribuir a aumentar la tasa de mortalidad perioperatoria a niveles inaceptables.

En un reciente estudio multicéntrico, Bell et al estimaron la participación del anestesiólogo en la evaluación preoperatoria en un 21% de centros. Los test preoperatorios suelen formar parte de un estándar de paciente individual, aunque a veces se establecen pruebas específicas preoperatorias de forma rutinaria. Así, la realización de electrocardiograma se describe en un 93% de centros, mientras que la ecocardiografía se realizaba de forma rutinaria en el 24% y las pruebas de función respiratoria en el 28%.

Manejo anestésico intraoperatorio

El manejo anestésico intraoperatorio de los pacientes sometidos a cirugía citorreductora con quimioterapia hipertérmica intraperitoneal HIPEC no difiere mucho del manejo en la laparotomía mayor para cirugía colorrectal. El ingreso del paciente en la planta hospitalaria suele efectuarse el día previo a la intervención, salvo aquellos pacientes que por patologías previas requieran de estudios pormenorizados de evaluación preoperatoria.

Los pacientes suelen recibir venoclisis periférica de grueso calibre antes de la inducción anestésica para la administración de fluidos intravenosos. La inducción anestésica suele consistir en hipnóticos como el propofol a dosis de entre 2 a 2,5 mg por Kg, analgésicos como el fentanilo a dosis de entre 3 a 5 mg por Kg y relajantes musculares como el cisatracurio a dosis de 0,2 mg por Kg. Debido a la posibilidad de desplazamiento del diafragma por la presencia de ascitis o aumento del contenido intraabdominal, no es infrecuente la utilización de relajantes musculares de secuencia rápida como la succinilcolina a dosis de 1 mg por Kg, o el rocuronio a dosis de entre 0,8 a

1,2 mg por Kg. Tras la confirmación de la relajación muscular mediante métodos como el tren de cuatro, se procede a la intubación orotraqueal y conexión al dispositivo de ventilación mecánica.

Para el mantenimiento de la anestesia, se emplean hipnóticos como el sevoflurano, un agente halogenado, a concentraciones de entre 0,5 y 1 CAM. Otros agentes se emplean con asiduidad como el propofol, aunque la elección del agente debe considerar las potenciales repercusiones hemodinámicas derivadas de sus características farmacocinéticas. Para controlar la profundidad anestésica suelen emplearse dispositivos de monitorización como el índice biespectral, manteniendo cifras de entre 40 y 60 para lograr un adecuado nivel de profundidad anestésica. También se emplean agentes analgésicos como el remifentanilo a dosis de entre 0,10 hasta 0,50 microgramos por Kg y minuto, o el fentanilo en dosis intermitentes, y relajantes musculares como el cisatracurio a dosis de 1,20 microgramos por Kg y minuto, u otros agentes.

De forma rutinaria suelen emplearse líneas arteriales para la medición de la presión arterial intraoperatoria de forma continua, y para la extracción de muestras de gasometría arterial. Se ha descrito la aplicación de catéteres venosos centrales en un 90% de los centros, y un 45% utiliza la monitorización del gasto cardíaco para guiar la fluidoterapia perioperatoria. De entre los métodos de monitorización del gasto cardíaco, el 52% de los centros suele utilizar el análisis de la onda del pulso (por ejemplo, Vigileo, Picco o Lidco); un 17% emplean el Doppler esofágico, un 17% utilizaba catéteres de arteria pulmonar y se ha descrito el uso de la ecocardiografía transesofágica de forma rutinaria en un 7%.

Durante la cirugía suelen emplearse soluciones cristaloides de reemplazo de volumen como el suero fisiológico isotónico o la solución de lactato de Ringer. Aunque el uso de coloides para mantener la presión oncótica intravascular supone una buena alternativa, al alcanzar un volumen plasmático efectivo del 90% hasta el 100% (en caso de los cristaloides alcanza sólo hasta el 20% favoreciendo cuadros de edema intersticial). Aun no habiéndose demostrado efectos negativos sobre la mortalidad o la función renal en las nuevas preparaciones coloides (CRYSTMAS-Studie), sigue siendo una cuestión debatida en la comunidad anestesiológica su elección sobre los cristaloides, siendo preferible una estrategia de infusión balanceada para mantener tanto la presión oncótica como el gasto urinario.

Soluciones de albúmina humana forman parte del régimen rutinario de fluidos en un 55% de centros. La hipoalbuminemia debida a una combinación de drenaje de ascitis, cirugía citorreductora y aumento de la permeabilidad capilar es frecuente, con una caída media de los niveles plasmáticos desde 42,6 hasta 15,7 gramos por dL durante la fase de cirugía citorreductora. Se asocian con una pérdida diaria de proteínas enorme, que puede alcanzar la cifra de 700 gramos en 24 horas. Supone un predictor de aumento de la morbilidad en pacientes quirúrgicos críticos, aunque la aplicación rutinaria de soluciones de albúmina en los pacientes sometidos a cirugía de carcinomatosis peritoneal está controvertida. Aunque se prefiere un régimen restrictivo de administración (<15 mg por dL) se necesitan nuevos estudios que validen su utilización en estos pacientes con objeto de mejorar la función orgánica.

Con frecuencia son aplicados métodos mecánicos de prevención del tromboembolismo, aplicados en miembros inferiores, dada la duración prolongada del procedimiento.

Para el mantenimiento de la temperatura del paciente, se emplean de forma rutinaria, hasta en un 79% de centros, calentadores de aire forzado con distintos dispositivos anatómicos y gradación del calor administrado. El empleo del colchón de agua se describe en un 41% de centros. La mayoría de centros, además, aplican un calentamiento activo de los fluidos intravenosos administrados. En cuanto a los dispositivos de monitorización de temperatura, que se suelen aplicar de forma generalizada, la mayoría de sondas suelen implantarse a nivel esofágico (86%), siendo también utilizados los dispositivos a nivel vesical, timpánico y rectal. Durante la fase de HIPEC, el 62% de los centros realiza enfriamiento activo de los pacientes, mediante la suspensión del calentamiento de fluidos, disminución de la temperatura de quirófano, bolsas de hielo y el apoyo de los calentadores corporales. El objetivo durante esta fase es evitar un aumento de la temperatura central por encima de 39,2° C, que puede ser responsable en caso de no lograrlo de un aumento de la actividad metabólica, frecuencia cardíaca, producción de dióxido de carbono y consumo de oxígeno. La hipotermia controlada durante esta fase debe encaminarse a evitar la aparición de hipertermia severa. Los riesgos de la hipotermia incontrolada incluyen alteración de la farmacocinética de los anestésicos frecuentemente utilizados, aumento del riesgo de pérdida hemática, infección de la herida quirúrgica, y eventos adversos miocárdicos.

Previamente a la instauración de la fase HIPEC, y como profilaxis ante la aparición de eventos adversos secundarios a la toxicidad de los agentes citostáticos, se ha descrito la utilización de agentes antieméticos como el ondansetron a dosis de 0,15 mg por Kg, antihistamínicos como la dexclorfeniramina y antiinflamatorios como la metilprednisolona a dosis de 1 mg por Kg con objeto de prevenir reacciones de hipersensibilidad aguda, náuseas y vómitos.

Durante la fase de HIPEC es conveniente el empleo de técnicas de protección renal con objeto de evitar la aparición de nefrotoxicidad intraoperatoria. Un 62% de centros suele utilizar alguna de estas técnicas, siendo común el empleo de una reposición agresiva de fluidos como el factor más importante. Un 28% suele emplear fármacos diuréticos como la furosemida en esta fase de HIPEC para aumentar el gasto urinario; un 17% utiliza rutinariamente manitol y un 21% suele aplicar infusiones de dopamina.

Analgesia peri y postoperatoria

Tras la finalización de la cirugía, suele aplicarse analgesia de rescate. Los analgésicos comúnmente empleados en nuestro medio incluyen pirazolonas como el metamizol magnésico en infusión continua a dosis de 3,5 mg por Kg y hora, antiinflamatorios como el ketorolaco y otros analgésicos como el paracetamol.

Se ha descrito la utilización de catéteres epidurales torácicos, implantados previamente a la cirugía para el control del dolor peri y postoperatorio en hasta un 72% de los centros. Una alternativa a su utilización es la aplicación de analgésicos intratecales como el cloruro mórfico, completando la analgesia intravenosa durante las primeras 24 horas del postoperatorio.

CUESTIONES CAPÍTULO 5

1. Entre los mecanismos fisiológicos que acontecen normalmente durante la cirugía citorreductora con HIPEC no se encuentra:
   - a) Coagulopatía
   - b) Hipertermia
   - c) Aumento del índice cardíaco
   - d) Disminución del consumo de oxígeno
   - e) Descenso de resistencias vasculares sistémicas

2. En la evaluación preoperatoria:
   - a) El riesgo cardíaco es comparable a otros pacientes con cirugía mayor abdominal
   - b) No es necesario realizar análisis bioquímicos
   - c) El fracaso renal agudo es irreversible
   - d) Todas son ciertas
   - e) Todas son falsas

3. La realización de ecocardiografía se realiza de forma rutinaria en un porcentaje de enfermos, ¿cuál?:
   - a) 20%
   - b) 21%
   - c) 22%

- d) 23%
- e) 24%

4. En el manejo anestésico intraoperatorio, señale la falsa:

- a) El propofol se emplea en la inducción a dosis de 2-2,5 mg por Kg
- b) Nunca se requieren relajantes musculares
- c) Es común el uso de halogenados como el sevoflurano
- d) Se utilizan analgésicos como el remifentanilo
- e) En la mayoría de centros se utiliza línea arterial

5. En el manejo anestésico intraoperatorio, señale la respuesta correcta:

- a)Rara vez se emplean catéteres venosos centrales
- b) Para monitorizar el gasto cardíaco no se suele emplear el análisis de la onda del pulso
- c) En un 17% de centros se usa ecocardiografía transesofágica intraoperatoria
- d) Las líneas arteriales pueden facilitar la obtención de muestras para gasometría arterial
- e) Todas son falsas

6. Con respecto a la fluidoterapia intraoperatoria:

 - a) Un 55% de centros emplea soluciones de albúmina humana
 - b) Ya en la fase de cirugía citorreductora puede caer la albúmina hasta 15,7 gramos por dL
 - c) Se emplean soluciones salinas isotónicas
 - d) Se emplean cristaloides como el lactato de Ringer
 - e) Todas son ciertas

7. En cuanto a la monitorización de la temperatura:

 - a) Se emplean calentadores de aire forzado en el 41% de centros
 - b) Se emplean colchones de agua en el 79% de centros
 - c) El 62% emplea métodos de enfriamiento activo en la fase HIPEC
 - d) El objetivo es mantener la temperatura central por encima de 39,2° C
 - e) Todas son ciertas

8. En referencia a la analgesia peri y postoperatoria:

 - a) Son útiles analgésicos como el metamizol
 - b) Son útiles analgésicos como el paracetamol

- c) La analgesia epidural torácica se emplea en el 72% de centros
- d) Una alternativa es el cloruro mórfico intratecal
- e) Todas son ciertas

Respuestas: 1:d, 2:a, 3:e, 4:b, 5:d, 6:e, 7:c, 8:e

6

Aspectos hemodinámicos

La optimización de la perfusión orgánica periférica y la reducción de la morbilidad mediante una adecuada fluidoterapia suponen relevantes desafíos durante la cirugía citorreductora asociada a quimioterapia hipertérmica intraperitoneal. Un manejo inadecuado de los fluidos intravenosos administrados que conlleve procesos de hipovolemia puede resultar en un deterioro en la perfusión de grandes órganos, como puede ser el tracto gastrointestinal, el riñón o la piel, con un subsecuente aumento de la morbilidad postoperatoria. El drenaje del líquido ascítico, una cirugía prolongada, la exposición de vísceras internas así como los propios efectos cardiovasculares derivados de la HIPEC pueden conllevar la necesidad de altos requerimientos hídricos, siendo a menudo la tasa de reposición tan elevada que alcanza cifras mayores de 12 mL por Kg y hora, teniendo presente que en intervenciones de cirugía mayor abdominal el recambio hídrico alcanza niveles de entre 6 y 8 mL por Kg y hora. El mantenimiento de un estado de normovolemia durante la cirugía citorreductora mediante soluciones cristaloides y coloides, así como hemoderivados, antes de la fase de HIPEC, es importante para anticiparse a las excesivas alteraciones patofisiológicas descritas. La cirugía citorreductora se acompaña de una elevada morbilidad, hasta un 56%, y las estrategias para evitar la hipovolemia perioperatoria son esenciales con objeto de minimizar sus complicaciones derivadas.

Dispositivos de monitorización hemodinámica

La utilización de métodos de monitorización de la presión venosa central y del gasto cardíaco fue aplicada en un 66% y un 55% de centros, respectivamente, según un reciente estudio multicéntrico. Sin embargo, la medición de la presión venosa central ha demostrado ser una guía poco útil para evaluar el estado de la volemia y la respuesta a la reposición hídrica, además de sufrir alteraciones debido a los continuos cambios de la mesa operatoria durante el procedimiento. Entre los dispositivos utilizados para la monitorización del gasto cardíaco, destacan sobre todo aquellos que realizan el análisis de la onda del pulso (FloTrac /Vigileo, Picco), aunque se ha reportado con menor frecuencia la utilización del Doppler esofágico, el catéter de arteria pulmonar o la ecocardiografía transesofágica. Dentro de los primeros dispositivos, el monitor Vigileo ® permite la estimación de los parámetros hemodinámicos como son el gasto cardíaco GC, el índice cardíaco IC, medidas de la contractilidad como son el volumen sistólico VS o la variabilidad en el volumen sistólico VVS, así como las resistencias vasculares periféricas RVS, permitiendo también el cálculo de los parámetros indexados según las características antropométricas de los pacientes. Otros dispositivos como el Picco ®, permiten ajustar la fluidoterapia en función de la variación del volumen sistólico, parámetro que permite predecir la respuesta a los fluidos en el paciente sometido a ventilación mecánica bajo anestesia general.

Variables hemodinámicas como las anteriormente reflejadas pueden ayudar a evaluar la respuesta del paciente a la fluidoterapia, permitiendo un acercamiento terapéutico individualizado dirigido a optimizar el consumo y transporte de oxígeno. A diferencia de las estrategias preventivas que utilizan regímenes liberales y restrictivos de fluidos, este tratamiento dirigido por objetivos ha demostrado reducir la morbilidad y estancia hospitalaria de los pacientes cuando es aplicado en cirugía abdominal, cardíaca y traumatológica. Incluso recientes guías de consenso sobre fluidoterapia intravenosa en el paciente quirúrgico adulto recomiendan el uso de esta fluidoterapia guiada.

Cambios en los parámetros hemodinámicos

Existe un gran número de parámetros fisiológicos cardiovasculares que cambian durante la cirugía de carcinomatosis peritoneal. Aun así, no suelen alcanzar cifras estadísticamente significativas. Debido a la tasa metabólica incrementada durante la fase de HIPEC, se produce un aumento del gasto cardíaco y de la frecuencia cardíaca medidos mediante sistemas de monitorización hemodinámica. Una de las principales respuestas al estrés por calor es la dilatación de la vasculatura periférica, con objeto de trasladar el calor desde el centro a las zonas periféricas, y que se mantiene durante toda la fase de

HIPEC. De hecho, con el aumento de temperatura central se incrementan los niveles de noradrenalina plasmática. La frecuencia cardíaca se incrementa con objeto de mantener el gasto cardíaco ante la vasodilatación periférica, produciendo una elevación del GC de hasta un 18%. Mediante técnicas de Doppler se ha observado un aumento de la velocidad pico del flujo aórtico, reflejando un aumento de la contractilidad y el volumen sistólico.

Debido al descenso de temperatura que acontece tras la fase de HIPEC, con la normalización del estado hiperdinámico, el uso rutinario de dispositivos invasivos de monitorización hemodinámica como el catéter de Swan-Ganz o la ecocardiografía transesofágica no está recomendado en la actualidad. Aun así, y en determinados casos seleccionados, el anestesiólogo puede obtener información auxiliar adicional. Por ejemplo, se ha demostrado un aumento del agua extravascular pulmonar, estimado por métodos de termodilución simple transpulmonar como el Picco ®, como signo de aparición de edema pulmonar no cardiogénico en pacientes con bajos niveles de albúmina sérica tras prolongados períodos de cirugía citorreductora agresiva. Son más útiles los dispositivos de monitorización poco invasiva como los monitores de análisis de la onda del pulso, anteriormente descritos, para conocer el estado hemodinámico en tiempo real con un adecuado balance riesgo/beneficio, ayudando a mantener la homeostasis hídrica y prevenir el fallo renal agudo.

Influencia de los agentes quimioterápicos

El anestesiólogo no debe obviar la posibilidad de los efectos secundarios cardiovasculares derivados de la quimioterapia. Así, se han descrito mecanismos de cardiotoxicidad del cisplatino intraperitoneal, con la aparición de taquicardia ventricular refractaria a amiodarona. Además, el cisplatino aumenta selectivamente la pérdida renal de magnesio, y si esto se asocia además a prolongación del intervalo QT, obliga al anestesiólogo a una adecuada vigilancia intraoperatoria del intervalo QT y medición rutinaria de los niveles preoperatorios de magnesio plasmático en aquellos pacientes tratados con cisplatino intraperitoneal.

Balance hipovolemia-hipervolemia

El anestesiólogo debe hacer frente a un balance equilibrado de fluidos cuyo objetivo está dirigido a evitar no sólo la hipovolemia, sino también la hipervolemia. El exceso de fluidos intravasculares se asocia también con efectos adversos graves sobre la función de órganos y su recuperación posterior, debido a la destrucción del glicocálix endotelial. A ello ayuda la dificultad de estimación de la reducción objetiva de volumen intravascular en cada caso quirúrgico particular. Durante la fase HIPEC, una adecuada fluidoterapia debe ser uno de los principales objetivos del anestesiólogo para evitar la hipervolemia. El uso estándar de furosemida (a dosis de 20 mg) o dopamina a dosis bajas para mejorar el gasto urinario y prevenir disfunción renal no se aconseja al demostrarse valores de creatinina perioperatorios normales mediante el mantenimiento de la normovolemia y gasto urinario adecuados.

Cambios hemodinámicos durante la fase HIPEC

El relleno abdominal con soluciones salinas de agentes citostáticos produce un incremento en la presión intraabdominal, que según las velocidades de flujo de la solución de perfusión, puede variar entre 12 y 26 mm de Hg. Se produce un desplazamiento craneal del diafragma que conlleva una reducción en la capacidad residual funcional y un incremento en la presión de las vías aéreas. Se trata de efectos análogos a los producidos en pacientes sometidos a intervenciones laparoscópicas por el neumoperitoneo. Estos cambios pueden producir una disminución en la tasa de oxigenación tisular y un aumento abrupto de la presión venosa central. Pequeños cambios producidos en la presión intraabdominal afectarán al gasto cardíaco, como hemos comentado, debido a la reducción del retorno venoso por la compresión de la vena cava, asociado a una reducción del volumen de sangre abdominal y un aumento de las resistencias vasculares esplácnicas. El objetivo es mantener una presión de perfusión abdominal adecuada, superior a los 60 mm de Hg, aumentando la presión arterial media mediante el aumento del gasto cardíaco por incremento de la precarga con un volumen intravascular normal o levemente aumentado, o bien aumentando las resistencias vasculares periféricas mediante fármacos vasoactivos. Es útil, además, la potenciación de la relajación muscular abdominal.

Las alteraciones hemodinámicas dependen también del modo de administración de la quimioterapia intraperitoneal. En la técnica de abdomen cerrado, se produce inicialmente un aumento de presión intraabdominal y en la postcarga mientras se administra la perfusión citostática, resultando en una caída brusca inicial del gasto cardíaco. Son cambios de corta duración y los parámetros hemodinámicos se mantienen de forma similar globalmente en la técnica abierta.

Cambios hemodinámicos durante la cirugía citorreductora

No sólo en la fase HIPEC, sino también durante la fase de cirugía citorreductora, las maniobras quirúrgicas de exploración de la cavidad intraabdominal, como pueden ser las revisiones hepáticas y las técnicas de peritonectomía diafragmática pueden producir, en pacientes seleccionados con deterioro cardiovascular previo y manejo inadecuado del volumen intravascular, un deterioro significativo intraoperatorio en los parámetros hemodinámicos, debido a la brusca reducción del retorno venoso y afectando con ello al gasto cardíaco. Además, la microcirculación puede verse afectada, con un aumento significativo en el pCO_2 gástrico y un descenso del pH gástrico, sobre todo durante la fase de HIPEC. Debido al gran recambio hídrico precipitado por la cirugía y el efecto aditivo de la baja concentración sérica de albúmina, el reemplazo hídrico puede requerir cifras intraoperatorias de hasta 10 litros.

Resulta de utilidad realizar un seguimiento continuado de la evolución de los parámetros hemodinámicos. Aunque no hay guías específicas sobre la frecuencia de extracción de muestras sanguíneas, ello dependerá de las características de la solución de perfusión y la comorbilidad del paciente. Se aconseja en la fase HIPEC realizarla cada 15 minutos, con estudios bioquímicos horarios en caso de hiperglucemia.

CUESTIONES CAPÍTULO 6

1. La necesidad de altos requerimientos hídricos no es debida a:
   - a) Drenaje del líquido ascítico
   - b) Cirugía prolongada
   - c) Canalización ureteral
   - d) Gran exposición de órganos internos
   - e) Efectos cardiovasculares de la HIPEC

2. Normalmente en las intervenciones de cirugía mayor abdominal la tasa de reposición hídrica es de:
   - a) 4-6 ml por Kg y hora
   - b) 6-8 ml por Kg y hora
   - c) 8-10 ml por Kg y hora
   - d) 10-12 ml por Kg y hora
   - e) 12-14 ml por Kg y hora

3. En cuanto a los dispositivos de monitorización hemodinámica se encuentran:
   - a) Análisis de la onda del pulso
   - b) Catéter de arteria pulmonar
   - c) Doppler esofágico
   - d) Ecocardiografía transesofágica

- e) Todas son ciertas

4. El sistema Vigileo ® permite la evaluación de los siguientes parámetros hemodinámicos (señale la falsa):
   - a) GC
   - b) DC
   - c) IC
   - d) VVS
   - e) IRVS

5. Señale la respuesta correcta en cuanto a los cambios en los parámetros hemodinámicos:
   - a) Disminución de temperatura en la fase HIPEC
   - b) Aumento del gasto cardíaco
   - c) Disminución de la frecuencia cardíaca
   - d) Disminución de la contractilidad
   - e) Vasoconstricción periférica

6. El aumento del agua extravascular pulmonar:
   - a) Se puede medir por métodos de termodilución
   - b) Es frecuente en cirugía citorreductora agresiva

- c) Aparece en pacientes con niveles de albúmina plasmática disminuidos

- d) Puede indicar edema pulmonar de origen no cardiogénico

- e) Todas son ciertas

7. En referencia a la influencia de los agentes quimioterápicos:

- a) El cisplatino no es cardiotóxico

- b) El cisplatino produce taquicardia supraventricular

- c) La taquicardia por cisplatino es reversible con amiodarona

- d) Aumenta la pérdida renal de magnesio con cisplatino

- e) El intervalo QT se acorta

8. Durante la fase HIPEC acontecen cambios hemodinámicos entre los que se encuentra:

- a) Desplazamiento craneal del diafragma

- b) Aumento de la capacidad funcional residual

- c) Disminución de la presión en vía aérea

- d) Todas son falsas

- e) Todas son ciertas

Respuestas: 1:c, 2:b, 3:e, 4:b, 5:b, 6:e, 7:d, 8:a

7

Hemostasia

La cirugía mayor abdominal a menudo está asociada a pérdidas sanguíneas significativas, con valores que oscilan entre los 200 y los 9000 ml. En un reciente estudio multicéntrico se observó que un 62% de los centros aplicaban de forma rutinaria protocolos de tratamiento preventivo previamente al desarrollo de la coagulopatía. En el 48%, se utilizaba de forma rutinaria el plasma fresco congelado PFC previamente al desarrollo de las alteraciones hemostáticas, mientras que un 14% de centros utilizan protocolos basados en antifibrinolíticos, como el ácido tranexámico. En el caso de pacientes con coagulopatía establecida, el tratamiento de elección consistía en administrar plasma fresco congelado para el 90% de los centros. Una pequeña proporción utiliza concentrados de factores de la coagulación, o crioprecipitados, como primer tratamiento.

La tasa de transfusión de concentrados de hematíes y plasma fresco congelado alcanza el 50% durante el período intraoperatorio, mientras que en el período postoperatorio esta cifra llega al 33%. Se ha descrito además el uso de recuperadores de sangre con irradiación posterior (50 Gray) con objeto de eliminar restos tumorales. Esta opción permite reducir el número de unidades solicitadas al banco de sangre, además de contener hematíes morfológicamente intactos y con una vida más prolongada, con un pH fisiológico, altos niveles de 2,3 – difosfoglicerato y bajos niveles de potasio. Aun así se requieren nuevos estudios para conocer el efecto a largo plazo de la sangre recuperada en estos pacientes.

El trigger aceptado para transfusión en estos pacientes depende de varios factores que incluyen la comorbilidad del paciente. En un estudio en pacientes críticos se demostró una reducción de la tasa de mortalidad a 30 días en adultos jóvenes con patologías leves cuando se aplicaba un trigger restrictivo, inferior a 7 gramos por dL.

Métodos de evaluación

El manejo de la coagulopatía se guía, en la mayoría de los centros (93%), mediante tests estándar de laboratorio, incluyendo parámetros como el tiempo de tromboplastina parcial activada TTPA, tiempo de protrombina TP, INR, actividad de protrombina y niveles plasmáticos de fibrinógeno.

En algunos centros, es frecuente la utilización de técnicas como la tromboelastografía (TEG o ROTEM), en un porcentaje que alcanza el 21% según un reciente estudio multicéntrico. Otros métodos como el tiempo de coagulación activado ACT son raramente usados. Generalmente, estos test se practican por término medio una vez cada 2-4 horas durante la cirugía.

Origen de las alteraciones hemostáticas

Los pacientes sometidos a cirugía citorreductora con quimioterapia hipertérmica intraperitoneal HIPEC presentan con frecuencia deterioros de la coagulación y la hemostasia, que si no se monitorizan continuamente y reciben tratamiento eficaz, pueden conllevar un significativo impacto en las pérdidas hemáticas intraoperatorias y producir coagulopatía postoperatoria.

Las causas de la coagulopatía permanecen hoy poco conocidas. La pérdida de sangre no sólo se debe a razones quirúrgicas sino también a esta tendencia incrementada al sangrado. El gran recambio hídrico, la alta tasa de pérdida de proteínas (hasta 700 g en 24 horas), hemodilución, efectos derivados del propio tumor así como la propia quimioterapia hipertérmica pueden ser factores contribuyentes.

Las complicaciones hematológicas en estos pacientes pueden suponer hasta el 28% de los efectos adversos perioperatorios, incluyendo la anemia (cifras de hemoglobina inferiores a 8 g por dL), trombosis venosa central y trombosis venosa profunda. El sangrado postoperatorio puede ser el responsable de hasta un 18% de reintervenciones.

En los test clásicos de coagulación se ha descrito una alteración de los niveles de fibrinógeno, prolongación del TTPA y aumento del INR. Otras alteraciones como la trombopenia, disminución del nivel de hemoglobina o el descenso de los niveles de antitrombina III pueden mantenerse hasta varios días después de la intervención. La temprana activación de la proteína C y el factor X son un problema frecuente en los trastornos de coagulación por traumatismo, incluso sin la presencia de hemorragia masiva, pudiendo contribuir durante la cirugía de carcinomatosis peritoneal.

Alteraciones detectadas mediante tromboelastometría

La tromboelastometría muestra una mejor correlación con el riesgo de sangrado, a diferencia de los test clásicos de coagulación, siendo reconocida junto a técnicas como el análisis de la función plaquetaria como una herramienta útil para identificar procesos de hipercoagulabilidad, hiperfibrinolisis, trombocitopatía o trombocitopenia, deficiencia de factor XIII y sangrado por coagulopatía. Ello puede permitir un tratamiento guiado por objetivos en la fase intraoperatoria y postoperatoria inmediata, al reflejar al mismo tiempo la función que el plasma, hematíes y plaquetas ejercen sobre la hemostasia. En un estudio preliminar sobre 41 pacientes realizado en nuestro medio se encontró una reducción significativa de los niveles de fibrinógeno y de la firmeza máxima del coágulo MCF en el test fibTEM, ya durante la fase de cirugía citorreductora, indicando que el fibrinógeno puede ser el primer factor que alcanza bajos umbrales críticos durante las pérdidas hemáticas, así como una deficiencia funcional previa a su reducción objetivable en el test fibTEM de forma anticipada.

La caída de los niveles de hemoglobina en la fase de HIPEC puede responder a la acción de la quimioterapia caliente o por destrucción aguda de hematíes mediada por hipertermia al alcanzar el lecho vascular esplácnico cifras elevadas de temperatura en el umbral tolerable.

De forma global, el procedimiento de cirugía citorreductora con HIPEC se acompaña de un descenso de los niveles de hemoglobina, plaquetas, fibrinógeno y MCF en fibTEM. Además, los parámetros tromboelastométricos más frecuentemente afectados son una reducción del ángulo α en exTEM reflejando una cinética alterada en la formación del coágulo, así como un coágulo más débil según refleja el deterioro de MCF en el test exTEM.

A pesar de que el deterioro de la coagulación observado suele ser leve, se ha descrito una asociación entre los requerimientos transfusionales con los niveles de fibrinógeno al final del procedimiento y el valor de MCF en exTEM, siendo necesarios nuevos estudios que determinen el valor de fibrinógeno por debajo del cual sea precisa su reposición mediante concentrados.

Otros factores

Algunos autores han descrito una tendencia a la coagulopatía que alcanza el máximo a las 24 horas del postoperatorio. La fase HIPEC puede afectar a la función plaquetaria, y los corticoides administrados previamente para prevenir la aparición de reacciones adversas, como la hipersensibilidad aguda, pueden también influir, aunque su papel, al igual que la acidosis metabólica y el descenso leve de los niveles de calcio plasmático, no está suficientemente contrastado.

CUESTIONES CAPÍTULO 7

1. La utilización de protocolos preventivos de coagulopatía se desarrolla en una proporción de centros, ¿cuál?
   - a) 42%
   - b) 52%
   - c) 62%
   - d) 72%
   - e) 82%

2. La primera opción en caso de coagulopatía establecida para el 90% de centros es:
   - a) Concentrado de factores
   - b) Plasma fresco congelado
   - c) Crioprecipitados
   - d) Concentrado de fibrinógeno
   - e) Concentrado de hematíes

3. El uso de recuperadores de sangre durante la cirugía de carcinomatosis peritoneal:
   - a) Precisan de irradiación posterior con 50 Gray
   - b) Permite hematíes morfológicamente intactos
   - c) Permiten bajos niveles de potasio

- d) Todas son ciertas
- e) Las dos primeras son ciertas

4. En cuanto al origen de las alteraciones hemostáticas se ha postulado:
   - a) Gran recambio hídrico
   - b) Baja tasa de pérdida de proteínas
   - c) Hemoconcentración
   - d) No influencia de la quimoterapia hipertérmica
   - e) Ninguna es cierta

5. En cuanto a los métodos de evaluación (señale la falsa):
   - a) El 93% utiliza test clásicos de coagulación
   - b) El 21% utiliza tromboelastografía
   - c) El ACT se usa raramente
   - d) Suelen realizarse cada 2-4 h durante la cirugía
   - e) El 41% utiliza estudios de agregometría

6. De las alteraciones descritas en la coagulación es cierto:
   - a) Aumento de antitrombina III
   - b) Aumento de fibrinógeno
   - c) Acortamiento de TTPA

- d) Disminución de plaquetas
- e) Disminución de INR

7. La tromboelastometría puede identificar procesos de (señale la falsa):
   - a) Hipercoagulabilidad
   - b) Hiperfibrinolisis
   - c) Deficiencia de factor XIII
   - d) Trombopenia
   - e) Hiperlipemia

8. Dentro de las alteraciones de los parámetros tromboelastométricos, es frecuente la aparición de (señale la falsa):
   - a) Descenso de MCF en fibTEM
   - b) Aumento de MCF en fibTEM
   - c) Descenso de ángulo α en exTEM
   - d) Descenso de MCF en exTEM
   - e) Todas son falsas

9. Otros factores que pueden influir en la coagulopatía pueden ser:
   - a) Deterioro plaquetario por la fase HIPEC
   - b) Corticoides administrados
   - c) Acidosis metabólica

- d) Descenso de los niveles de calcio plasmático
- e) Todas son ciertas

Respuestas: 1:c, 2:b, 3:d, 4:a, 5:e, 6:d, 7:e, 8:b, 9:e

8

Manejo postoperatorio

Tras la fase de quimioterapia hipertérmica intraperitoneal HIPEC, el paciente es trasladado en la mayoría de ocasiones a la Unidad de Reanimación en el período postoperatorio inmediato. En un reciente estudio multicéntrico, el 42% de los pacientes fue extubado al finalizar la cirugía en el quirófano, previamente a su traslado a la Unidad de Reanimación. De aquellos pacientes que fueron trasladados a la Unidad bajo intubación y ventilación mecánica, la duración media de la ventilación fue de 9 horas (rango, 2 – 24 horas). La duración global de la estancia en la Unidad de Reanimación fue de 2,4 días (rango, 1 – 5 días), principalmente por la baja comorbilidad y edad joven de los pacientes.

Monitorización y vigilancia del paciente

En la Unidad de Reanimación se procede a la monitorización de la función de los principales órganos con telemetría continua y pulsioximetría, manejo de las eventuales complicaciones intraoperatorias, control del débito de drenajes y corrección de la coagulopatía. Rutinariamente se realizan test analíticos como el hemograma, coagulación, estudio bioquímico y gasometría arterial, así como pruebas radiológicas convencionales en estos pacientes.

Fluidoterapia y fisioterapia respiratoria

Las pérdidas de líquidos en el postoperatorio durante las primeras 72 horas posteriores a la cirugía son todavía altas, con cifras que pueden alcanzar los 4,1 litros por día. De hecho, la mayoría de las pérdidas hídricas suceden a través de los drenajes abdominales, hasta un 40%, debido a la severidad de la herida quirúrgica. Es por ello importante mantener un adecuado volumen circulante efectivo mediante el aporte de fluidos intravenosos, como son los cristaloides, coloides o hemoderivados. Es conveniente disponer de un mínimo de dos catéteres intravenosos periféricos de gran calibre en los pacientes con extensos tumores altamente vascularizados y cirugía citorreductora agresiva. La extensa incisión de laparotomía unida a duraciones quirúrgicas superiores a 10 horas puede provocar grandes pérdidas hídricas por evaporación que deben reponerse desde el período intraoperatorio y continuar tras la llegada del paciente a la Unidad de Reanimación. Asimismo, la gran inflamación peritoneal que comienza durante la fase de HIPEC continúa durante el período postoperatorio, conllevando significativas pérdidas hídricas por tercer espacio que pueden alcanzar los 5 litros por 24 horas. Es obvio que la pérdida de proteínas es importante, con niveles de albúmina sérica disminuidos que comienzan a reducirse desde la fase de cirugía citorreductora, precisando con frecuencia suplementos exógenos. Especialmente durante los tres primeros días del período postoperatorio, una estrecha monitorización de las pérdidas hídricas y recambio de fluidos resulta de vital importancia para la recuperación del paciente.

Asimismo, se ha descrito que el uso de la presión positiva continua en vía aérea (CPAP) tras la extubación, se relacionó con una mejor recuperación postoperatoria gracias al reclutamiento de atelectasias basales y mantenimiento de las vías aéreas abiertas tras su colapso debido a la ventilación mecánica prolongada, ascitis importante y el propio procedimiento de HIPEC.

Complicaciones postoperatorias

Los pacientes sometidos a cirugía de carcinomatosis peritoneal, de forma similar a aquellos pacientes sometidos a cirugía intraabdominal, presentan riesgo de perforaciones intestinales, dehiscencia de suturas anastomóticas, fuga biliar, formación de fístulas, pancreatitis, hemorragia postoperatoria, dehiscencia de herida quirúrgica, trombosis venosa profunda y tromboembolismo pulmonar. De hecho se ha descrito la participación de algunos agentes citostáticos, como la mitomicina C, en alteraciones postoperatorias como la leucopenia transitoria y cicatrización de la herida quirúrgica.

Tras la fase de HIPEC es frecuente la aparición de vasodilatación periférica. El manejo de la hipotensión resultante está encaminado a expandir el volumen intravascular, mediante la administración de fármacos vasoconstrictores como la noradrenalina o vasopresina, y la determinación de las causas subyacentes de vasodilatación. Deben evitarse las técnicas de fluidoterapia agresiva sin evaluación de las necesidades de reposición hídrica. La terapia excesiva con fluidos intravasculares en pacientes con pobre respuesta a sobrecarga hídrica aumenta las presiones de llenado cardíacas, que puede desencadenar edema de pulmón. La duración de la monitorización intensiva deberá, en última instancia, ser determinada por la normalización de las alteraciones hemodinámicas y electrolíticas a lo largo del período postoperatorio.

El íleo paralítico postoperatorio es un problema frecuente tras la cirugía citorreductora con HIPEC. Aunque no hay suficientes estudios que determinen las estrategias ideales de nutrición en estos pacientes, se ha demostrado que la mayoría de ellos son capaces de iniciar la tolerancia a la alimentación por vía oral entre 7 y 11 días después de la cirugía. Con el objetivo de favorecer la cicatrización y mejorar el tránsito intestinal, la alimentación enteral precoz resulta segura y beneficiosa en estos pacientes. La incidencia de íleo paralítico, incluso, puede reducirse mediante el uso de la analgesia epidural.

Manejo del dolor postoperatorio

El control del dolor postoperatorio en pacientes sometidos a cirugía citorreductora con HIPEC resulta esencial para el confort del paciente y la optimización de la función pulmonar postoperatoria. La gran extensión de la cirugía citorreductora puede suponer un desafío para el adecuado control del dolor postoperatorio. La mayoría de los centros consultados en un reciente estudio multicéntrico utilizan una combinación de analgesia epidural y sistemas de analgesia sistémica controlada por el paciente (PCA). Un 72% de los centros utilizan la técnica epidural de forma rutinaria para la administración de analgesia postoperatoria, y un 69% utiliza sistemas de PCA basados en opiáceos a menudo suplementados con la administración de analgésicos como el paracetamol y/o otros agentes analgésicos adyuvantes.

Analgesia epidural

Existe una creciente evidencia de que la analgesia epidural torácica con anestésicos locales y opiáceos es superior en el control del dolor dinámico, permitiendo una movilización y extubación precoces y disminuyendo la incidencia del síndrome de dolor crónico postoperatorio. Los catéteres epidurales suelen permanecer implantados por un período medio de 4,8 días (rango, 2 – 8 días). La analgesia epidural puede disminuir el consumo postoperatorio de opioides por vía intravenosa y mejorar la movilidad intestinal por medio de la depresión del tono simpático. Asimismo, una adecuada analgesia puede lograr una mejor participación del paciente en terapias de fisioterapia precoz y ejercicios respiratorios encaminados a prevenir la aparición de atelectasias postoperatorias y neumonía, disminuyendo el período de ventilación mecánica postoperatoria. Existen datos de estudios en animales que informan de una mejoría en los resultados a largo plazo y una reducción en la aparición y crecimiento de metástasis tras cirugía oncológica con analgesia epidural suplementaria.

Desventajas de la analgesia epidural

A pesar del uso de la técnica epidural y de sistemas de PCA, el control del dolor postoperatorio únicamente se informó como excelente en un 28% de los centros. Son frecuentes los problemas referidos a la dificultad de conseguir una adecuada analgesia en las regiones torácica y pélvica, así como una elevada incidencia de alucinaciones. De hecho, a menudo los pacientes presentan resecciones de peritoneo diafragmático con inserción de drenajes torácicos, así como resecciones pélvicas extensas que requieren analgesia desde el nivel T4 hacia niveles metaméricos bajos lumbares o sacros. Por todo ello, aún existe controversia en cuanto a la seguridad de la analgesia epidural en estos pacientes. Además, la alta incidencia de coagulopatía perioperatoria puede suponer la aparición, aunque infrecuente, de hematomas epidurales y retrasar una segura retirada del catéter. La incidencia de abscesos epidurales tras una primera inserción de catéter epidural oscila entre 1:2139 y 1:47000. La fase HIPEC puede contribuir a aumentar el riesgo de abscesos epidurales debido a la activación de procesos de inmunosupresión. Por todo ello, el anestesiólogo debe evaluar parámetros como el tiempo de protrombina, TTPA y plaquetas previamente a la retirada del catéter epidural, según indican las guías de la Sociedad Americana de Anestesia Regional. Además debe realizar una adecuada anamnesis sobre sangrados y tratamientos previos y familiarizarse con la aplicación de la técnica.

Existe una elevada incidencia de intolerancia hemodinámica y episodios agudos de hipotensión mediante el bloqueo simpático epidural, siendo potenciado por los efectos sistémicos durante la fase de HIPEC. A ello se une la aparición de coagulopatía y trombopenia en esta fase, lo que puede limitar la aplicación de la técnica epidural. A pesar de ello, se recomienda encarecidamente su uso, dada la edad joven y pobre comorbilidad de este grupo de pacientes.

Otros métodos analgésicos

Otras opciones de control del dolor postoperatorio, además de la analgesia epidural torácica y la analgesia basada en PCA de opiáceos incluyen el uso de cloruro mórfico de forma intratecal. Esta última técnica proporciona una reducción del consumo de opiáceos intravenosos y evita los riesgos derivados de la implantación de catéteres epidurales, sin embargo se ha asociado a depresión respiratoria tardía en algunos pacientes. Actualmente no hay estudios que comparen estas diferentes modalidades.

Los pacientes sometidos a cirugía citorreductora con quimioterapia hipertérmica intraperitoneal HIPEC presentan con frecuencia dolor crónico con una pobre calidad de vida y tolerancia a opiáceos. Por ello, el mejor método de combatir de forma adecuada el dolor perioperatorio en pacientes con toma crónica de opiáceos es continuar su analgesia regular y aportar técnicas de analgesia epidural preoperatoria.

CUESTIONES CAPÍTULO 8

1. Tras la fase de quimioterapia hipertérmica intraperitoneal o HIPEC (señale la respuesta falsa de entre las siguientes):
   - a) El paciente es trasladado a la Unidad de Reanimación
   - b) El paciente es trasladado a la planta hospitalaria
   - c) Un 42% de los pacientes es extubado en el quirófano
   - d) La duración media de la ventilación mecánica en pacientes intubados es de 9 horas.
   - e) La duración global de la estancia en la Unidad de Reanimación es de 2,4 días.

2. En cuanto a la monitorización y vigilancia en la Unidad de Reanimación señale la respuesta correcta:
   - a) Monitorización de la función de órganos
   - b) Monitorización con pulsioximetría
   - c) Control de complicaciones intraoperatorias
   - d) Control del débito de drenajes
   - e) Todas son ciertas

3. Con respecto a la fluidoterapia:

- a) Las pérdidas de líquidos en las primeras 72 horas son bajas
- b) Un 40% de las pérdidas suceden por vía aérea
- c) Conviene disponer como mínimo de un catéter intravenoso periférico
- d) Las pérdidas por tercer espacio alcanzan los 10 litros en 24 horas
- e) Los niveles de albúmina sérica disminuyen

4. En cuanto a las complicaciones postoperatorias es cierto que pueden encontrarse:
   - a) Perforaciones intestinales
   - b) Dehiscencia de suturas anastomóticas
   - c) Fuga biliar
   - d) Trombosis venosa profunda
   - e) Todas son ciertas

5. La mayoría de pacientes es capaz de iniciar la tolerancia oral a la alimentación tras un período de:
   - a) 4 y 8 días
   - b) 5 y 9 días
   - c) 6 y 10 días
   - d) 7 y 11 días
   - e) 8 y 12 días

6. En cuanto al manejo del dolor postoperatorio:

   - a) Un 69% de centros emplean la analgesia epidural torácica
   - b) Un 72% de centros emplean técnicas de PCA con opiáceos
   - c)A menudo se suplementa con analgésicos como el paracetamol
   - d) Todas son ciertas
   - e) Todas son falsas

7. Entre los inconvenientes de la técnica de analgesia epidural destacan (señale la opción falsa de entre las siguientes):

   - a) Incompleta analgesia en las zonas torácica y pélvica
   - b) Hematoma epidural
   - c) Absceso epidural
   - d) Hipotensión aguda
   - e) Hipertensión aguda

8. La incidencia de absceso epidural oscila entre:

   - a) 1:2139 y 1:47000
   - b) 1:3139 y 1:47000

- c) 1:2139 y 1:37000
- d) 1:2139 y 1:27000
- e) 1:3139 y 1:37000

Respuestas: 1:b, 2:e, 3:e, 4:e, 5:d, 6:c, 7:e, 8:a

9

Conclusiones finales

En los pacientes sometidos a cirugía citorreductora con quimioterapia intraperitoneal hipertérmica (HIPEC), el anestesiólogo se enfrenta a diversos desafíos, como son las relevantes pérdidas de fluidos, sanguíneas y de proteínas, aumento de la presión intraabdominal, hipertermia e hipotermia sistémica, y aumento de la tasa metabólica. Resulta de gran trascendencia restaurar un estado de normovolemia mediante la sustitución agresiva de fluidos intravenosos, evitando tanto la hipervolemia como la hipovolemia. El uso de analgesia epidural torácica suplementaria queda recomendado para garantizar un adecuado tratamiento del dolor postoperatorio y reducir la tasa y duración de la ventilación postoperatoria, así como la administración de fármacos opiáceos intravenosos postoperatorios. Previo a la aplicación de la fase de HIPEC, el anestesiólogo debe conocer el contenido de la solución de perfusión intraperitoneal y la elección del agente citostático, con objeto de combatir de forma eficaz los eventuales efectos secundarios. Para el diagnóstico de las alteraciones hemostáticas, existen novedosas herramientas útiles que permiten cuantificar el nivel de disfunción y establecer un tratamiento apropiado.

Entre las recomendaciones para el manejo postoperatorio de estos pacientes, podemos resumir las siguientes:

Manejo preoperatorio

Participación del anestesiólogo en la selección de los pacientes, evaluación preoperatoria y programación quirúrgica.

Manejo intraoperatorio

1. *Monitorización y fluidoterapia:*

   - Canalización de línea arterial con monitorización invasiva continua de la presión arterial.

   - Canalización de línea venosa central con monitorización continua de la presión venosa central.

   - Monitorización del gasto cardíaco para optimizar la administración de fluidos.

2. *Manejo de la coagulopatía:*

   - Tratamiento preventivo con plasma fresco congelado o crioprecipitados en pacientes con procedimientos de cirugía citorreductora mayor.

   - Frecuentes mediciones de test de coagulación en quirófano o laboratorio (una vez cada 2 horas).

   - Manejo activo de la coagulopatía incipiente dirigida a la normalización de los test de coagulación.

3. Manejo de la fase HIPEC. Consideraciones especiales a tener en cuenta:

- Control de temperatura mediante aire forzado ambiental o unidad de enfriamiento.

- Reducción de la temperatura de la solución de quimioterapia intraperitoneal si la temperatura central del paciente sobrepasa los 39° C.

- Optimización del volumen intravascular y hemodinámica con fluidos y agentes inotropos o vasopresores para reducir el riesgo de fracaso renal.

- Monitorización estrecha de electrolitos, especialmente en casos de uso de soluciones con dextrosa como solución de perfusión de quimioterapia.

4. Personal de quirófano:

- La organización del personal debe facilitar los descansos. Traspaso de información comprensible durante los relevos si se requieren.

Manejo postoperatorio

1. Cuidados críticos:

- Cama para cuidados críticos postoperatorios disponible.

- La decisión de proporcionar una extubación precoz debe adaptarse a cada caso particular.

2. *Analgesia:*

- Analgesia epidural y/o controlada por el paciente según los protocolos de la Unidad y factores específicos del paciente.

- Evaluación continuada de pacientes con catéter epidural con alto índice de sospecha de absceso o hematoma epidural.

CUESTIONES CAPÍTULO 9

1. Los desafíos a los que se enfrenta el anestesiólogo en los pacientes con cirugía citorreductora con HIPEC suelen ser (señale la opción falsa):
   - a) Pérdida de fluidos
   - b) Pérdida de proteínas
   - c) Hipertermia
   - d) Aumento de la presión intraabdominal
   - e) Disminución de la presión intraabdominal

2. El uso de analgesia epidural torácica suplementaria (señale la respuesta correcta):
   - a) Garantiza un adecuado tratamiento del dolor postoperatorio
   - b) Aumenta la tasa de ventilación mecánica postoperatoria
   - c) Aumenta la duración de la ventilación mecánica postoperatoria
   - d) Aumenta el consumo de opiáceos intravenosos en el postoperatorio
   - e) Todas son falsas

3. En cuanto a las recomendaciones mínimas de manejo de monitorización intraoperatoria, señale la respuesta falsa de entre las siguientes:

 - a) Canalización de línea arterial
 - b) Canalización de línea venosa central
 - c) Monitorización del gasto cardíaco
 - d) Monitorización de la presión venosa central
 - e) Catéter de arteria pulmonar

4. En cuanto a las recomendaciones de manejo intraoperatorio en la fase HIPEC no se recomienda:

 - a) Control de temperatura con aire forzado
 - b) Optimización del volumen intravascular
 - c) Reducción de temperatura ambiental si la temperatura central supera los 37°C
 - d) Uso de inotropos o vasopresores
 - e) Monitorización estrecha de electrolitos

5. En cuanto a las recomendaciones de manejo postoperatorio no se recomienda:

 - a) Extubación precoz de todos los pacientes
 - b) Evaluación de catéteres epidurales si existe alta sospecha de hematoma epidural
 - c) Evaluación de catéteres epidurales si existe alta sospecha de absceso epidural

- d) Cama de cuidados críticos disponible
- e) Analgesia epidural y/o controlada por el paciente

Respuestas: 1:a, 2:a, 3:e, 4:c, 5:a.

10
Bibliografía

1. Arakelian E, Gunningberg L, Larsson J, et al. Factors influencing early postoperative recovery after cytoreductive surgery and hyperthermic intraperitoneal chemotherapy. *Eur J Surg Oncol* 2011; 37:897-903.

2. Bell JC, Rylah BG, Chambers RW, Peet H, Mohamed F, Moran BJ. Perioperative management of patients undergoing cytoreductive surgery combined with heated intraperitoneal chemotherapy for peritoneal surface malignancy: a multi-institutional experience. *Ann Surg Oncol* 2012; 19:4244-51.

3. Bischof D, Dalbert S, Zollinger A, Ganter MT, Hofer CK. Thrombelastography in the surgical patient. *Minerva Anestesiol* 2010; 76:131-37.

4. Brohi K, Cohen MJ, Ganter MT, Schultz MJ, Levi M, Mackersie RC, et al. Acute coagulopathy of trauma: hypoperfusion induces systemic anticoagulation and hyperfibrinolysis. *J Trauma* 2008; 64: 1211-7.

5. Celeen W, Peeters M, Houtmeyers C, Breusegem C, De Somer F, Pattyn P. Safety

and efficacy of hyperthermic intraperitoneal chemoperfusion with high dose oxaliplatin in patients with peritoneal carcinomatosis. *Ann Surg Oncol* 2008; 15:535-41.

6. Cook TM, Counsell D, Wildsmith JA. Royal ollege of Anaesthetists Third National Audit Project. Major complications of central neuraxial block: report on the Third National Audit Project of the Royal College of Anaesthetists. *Br J Anaesth* 2009; 102:179-90.

7. Cooksley TJ, Haji-Michael P. Postoperative critical care management of patients undergoing cytoreductive surgery and heated intraperitoneal chemotherapy (HIPEC). *World J Surg Oncol* 2011; 9:169.

8. Esquivel J, Averbach A, Chua TC. Laparoscopic cytoreductive surgery and hyperthermic intraperitoneal chemotherapy in patients with limited peritoneal Surface malignancies: feasibility, morbidity and outcome in an early experience. *Ann Surg* 2011; 253:764-8.

9. Falcón-Araña L, Fuentes-García D, Hernández-Palazón J, Roca-Calvo MJ, Acosta-Villegas F. Hydroxyethyl starch in the management of obstetric haemorrhage, friend of foe? *Br J Anaesth* 2012; 109:826-7.

10. Fenger-Eriksen C, Lindberg-Larsen M, Christensen AQ, Ingerslev J, Sorensen B. Fibrinogen concentrate substitution therapy in patients with massive haemorrhage and low plasma fibrinogen concentrations. *Br J Anaesth* 2008; 101:769-73.

11. Ganter MT, Hofer CK. Coagulation monitoring: Current techniques and current use of viscoelastic point-of-care coagulation devices. *Anesth Analg* 2008; 106:1366-75.

12. Hebert PC, Wells G, Blajchman MA, Marshall J, Martin C, Pagliarello G, et al. A multicenter, randomized, controlled clinical trial of transfusion requirements in critical care. *N Eng J Med* 1999; 340:410-7.

13. Jerremalm E, Hedeland M, Wallin I, Bondesson U, Ehrsson H. Oxaliplatin degradation in the presence of chloride: identification and cytotoxicity of the monochloro monooxalato complex. *Pharm Res* 2004; 21:891-4.

14. Macrì A. New approach to peritoneal surface malignancies. *World J Gastrointest Oncol* 2010; 2:9-11.

15. Mancebo-González A, Díaz-Carrasco MS, Cascales-Campos P, de la Rubia A, Gil-Martínez J. Cytoreductive surgery and hyperthermic intraperitoneal chemotherapy

associated toxicity in treatment of peritoneal carcinomatosis. *Farm Hosp* 2012; 36:60-7.

16. Mythen MG, Webb AR. Perioperative plasma volume expansion reduces the incidence of gut mucosal hypoperfusion during cardiac surgery. *Arch Surg* 1995; 130:423-9.

17. Raft J, Parisot M, Marchal F, et al. Impact of the hyperthermic intraperitoneal chemotherapy on the fluid-electrolytes changes and on the acid-base balance. *Ann Fr Anesth Reanim* 2010; 29:676-81.

18. Raspe C, Piso P, Wiesenack C, Bucher M. Anesthetic management in patients undergoing hyperthermic chemotherapy. *Curr Op Anesthesiol* 2012; 25:348-55.

19. Rueth NM, Murray SE, Huddleston SJ, Abbott AM, Greeno EW, Kirstein MN, et al. Severe electrolyte disturbances after hyperthermic intraperitoneal chemotherapy: oxaliplatin versus mitomicin C. *Ann Surg Oncol* 2011; 18:174-80.

20. Saxena A, Yan TD, Chua TC, Morris DL. Critical assessment of risk factor for complications after cytoreductive surgery and perioperative intraperitoneal chemotherapy for pseudomyxoma peritonei. *Ann Surg Oncol* 2010; 17:1291-301.

21. Schmidt C, Creutzenberg M, Piso P, Hobbhahn J, Bucher M. Perioperative anaesthetic management of cytoreductive surgery with hyperthermic intraperitoneal chemotherapy. *Anaesthesia* 2008; 63:389-95.

22. Spiliotis JD, Halkia EA, Efstathiou E. Peritoneal carcinomatosis 2011; it`s about time for chemosurgery. *J BUON* 2011; 16:400-8.

23. Spiliotis J, Vaxevanidou A, Sergouniotis F, Lambropoulou E, Datsis A, Christopoulou A. The role of cytoreductive surgery and hyperthermic intraperitoneal chemotherapy in the management of recurrent advanced ovarian cancer: a prospective study. *J BUON* 2011; 16:74-9.

24. Stuart OA, Stephens AD, Welch L, Sugarbaker PH. Safety monitoring of the coliseum technique for heated intraoperative intraperitoneal chemotherapy with mitomycin C. *Ann Surg Oncol* 2002; 9:186-91.

25. Sugarbaker PH, Alderman R, Edwards G, Marquardt CE, Guschin V, Esquivel J, et al. Prospective morbidity and mortality assessment of cytoreductive surgery plus perioperative intraperitoneal chemotherapy to treat peritoneal dissemination of appendiceal mucinous malignancy. *Ann Surg Oncol* 2006; 13:635-44.

26. Synder G, Greenberg S. Effect of anaesthetic technique and other perioperative factors on cancer recurrence. *Br J Anaesth* 2010; 105:106-15.

27. Tang L, Mei LJ, Yang XJ et al. Cytoreductive surgery plus hyperthermic intraperitoneal chemotherapy improves survival of gastric cancer with peritoneal carcinomatosis: evidence from an experimental study. *J Transl Med* 2011; 9:53.

28. Teo M. Peritoneal-based malignancies and their treatment. *Ann Acad Med Singapore* 2010; 39:54-7.

29. Tsiftsis D, de Bree E, Romanos J, Petrou A, Sanidas E, Askoxylakis J, et al. Peritoneal expansion by artificially produced ascites during perfusion chemotherapy. *Arch Surg* 1999; 134:545-9.

30. Verwaal VJ, van Ruth S, de Bree E, van Sloothen GW, van Tinteren H, Boot H, et al. Randomized trial of cytoreduction and hyperthermic intraperitoneal chemotherapy versus systemic chemotherapy and palliative surgery in patients with peritoneal carcinomatosis of colorectal cancer. *J Clin Oncol* 2003; 21:3737-43.

31. Wakeling HG, McFall MR, Jenkins CS, Woods WG, Miles WF, Barclay GR, et al.

Intraoperative oesophageal Doppler guided fluid management shortens postoperative hospital stay after major bowel surgery. *Br J Anaesth* 2005; 95:634-42.

32. Webb CAJ, Weyker PD, Moitra VK, Raker RK. An overview of cytoreductive surgery and hyperthermic intraperitoneal chemoperfusion for the anesthesiologist. *Anesth Analg* 2013; 116:924-31.

33. Witkamp AJ, de Bree E, Van Goethem R, Zoetmulder FA. Rationale and techniques of intra-operative hyperthermic intraperitoneal chemotherapy. *Cancer Treat Rev* 2001; 27:365-74.

34. Yan T, Deraco M, Baratti D, Kusamura S et al. Cytoreductive surgery and hyperthermic intraperitoneal chemotherapy for malignant peritoneal mesotelioma: multi-institutional experience. *J Clin Oncol* 2009; 27:6237-42.

35. Yan TD, Black D, Savady R, Sugarbaker PH. A systematic review on the efficacy of cytoreductive surgery and perioperative intraperitoneal chemotherapy for pseudomyxoma peritonei. *Ann Surg Oncol* 2007; 14: 484-92.

NOTAS

www.ingramcontent.com/pod-product-compliance
Lightning Source LLC
Chambersburg PA
CBHW061608220326

41598CB00024BC/3499